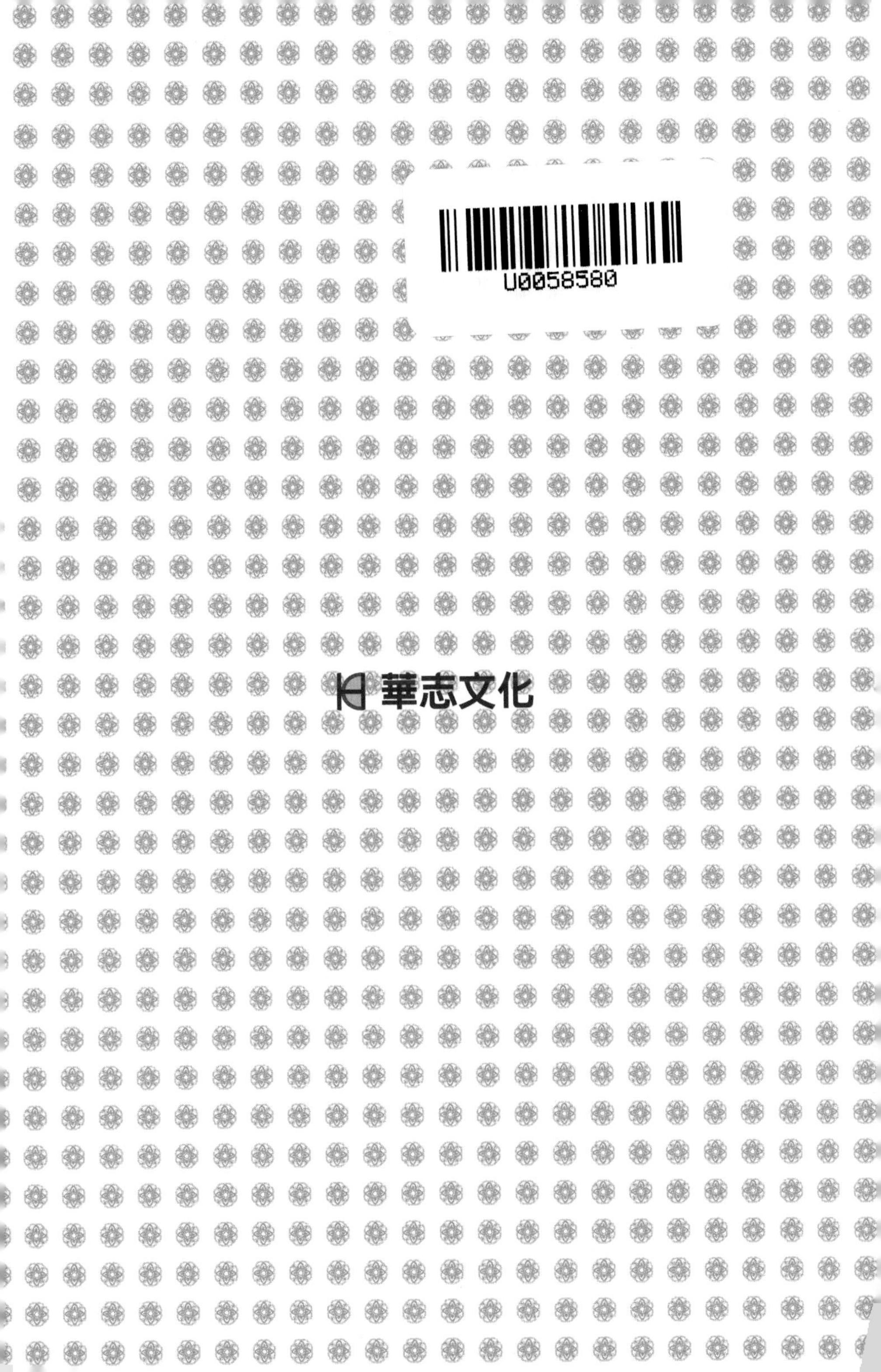
U0058580
華志文化

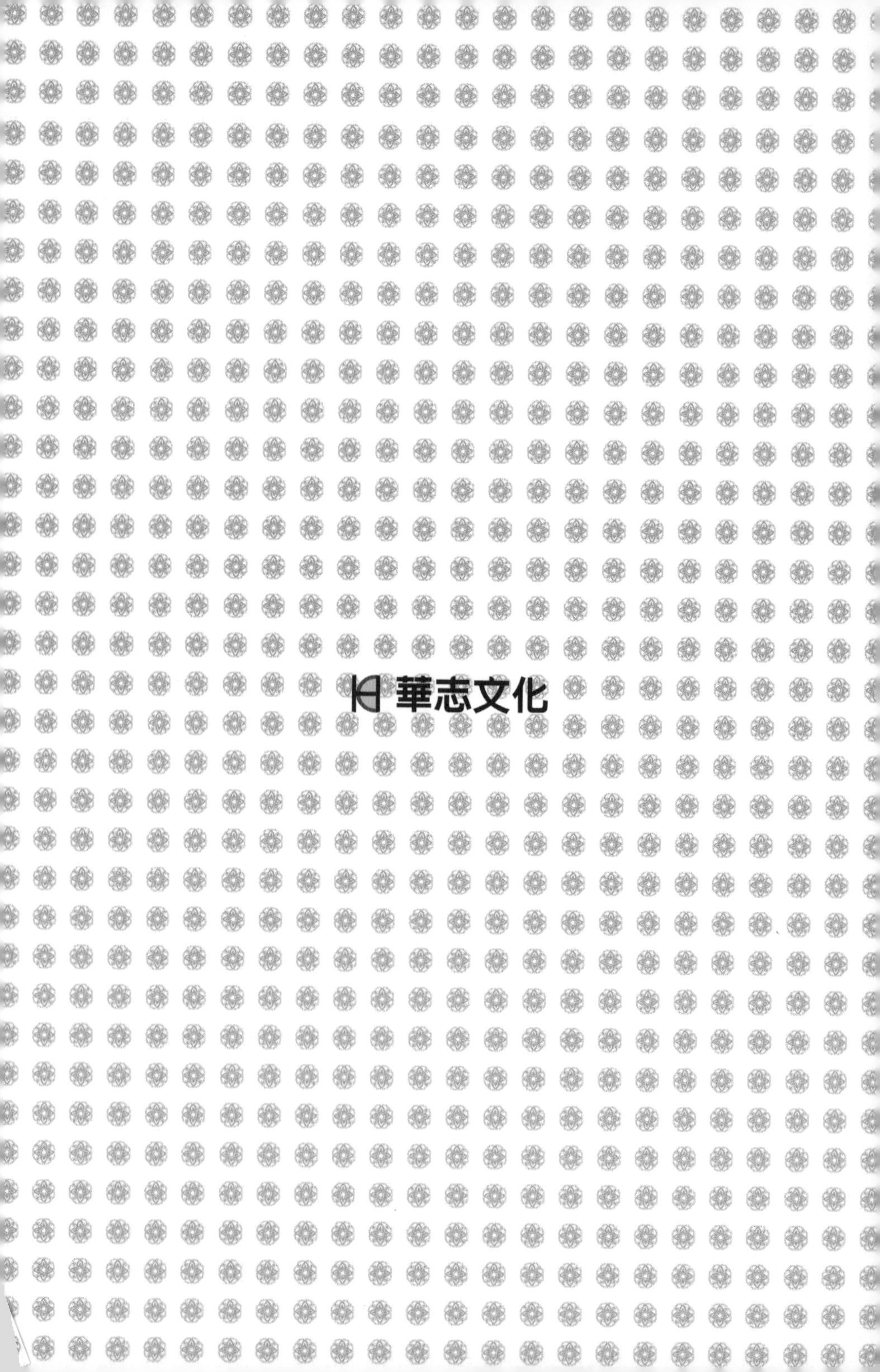
華志文化

李春深醫師◎編著

養生要從五臟六腑開始

快速了解
五臟六腑的
養生大法

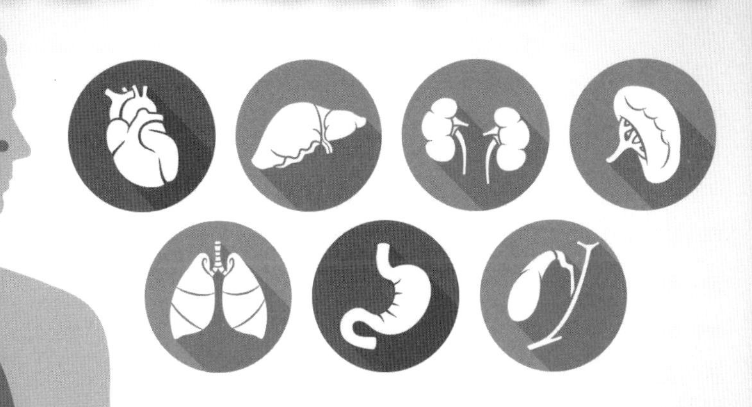

五臟 心、肝、脾、肺、腎

五大系統之間透過經脈的絡屬溝通和氣血的相互聯繫。五臟功能的諧調共濟，相互為用，是維持人體生理平衡的養生密碼。

六腑 膽、胃、小腸、大腸、膀胱、三焦

臟與腑之間的相互關係是臟腑陰陽表裡配合關係。臟屬陰，腑屬陽；臟為裡，腑為表。一臟一腑，一陰一陽，一裡一表，相互配合。

全面探索五臟六腑運行的奧秘，瞭解五臟六腑之需求，
找到臟腑養生的方法，對人體健康意義重大。

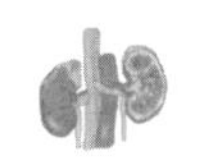

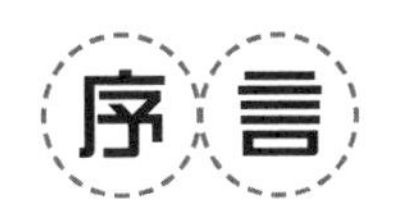

序言

五臟代表人體的五個生理系統，是指：

心系統：包括心、小腸、脈、舌、面。

肝系統：包括肝、膽、筋、目、爪。

脾系統：包括脾、胃、肉、口、唇。

肺系統：包括肺、大腸、皮、鼻、毛。

腎系統：包括腎、膀胱、骨、耳、二陰、髮。

這五大系統之間透過經脈的絡屬溝通和氣血的流貫相互聯繫。五臟功能的諧調共濟，相互為用，是維持人體生理平衡的重要保證。

六腑是膽、胃、小腸、大腸、膀胱、三焦的總稱。

臟與腑之間的相互關係，實際上是臟腑陰陽表裡配合關係。臟屬陰，腑屬陽；臟為裡，腑為表。一臟一腑，一陰一陽，一裡一表，相互配合，並有經絡互相絡屬，從而構成了臟與腑之間的密切聯繫及功能。

《黃帝內經．素問》記載：「上古之人，其知道者，法於陰陽，和於術數，飲食有節，起居有常，不妄作勞，故能形與神俱，而盡終其天年，度百歲乃去。」

意思是：上古時代懂得宇宙大道的智者，能取法於天地陰陽，遵循自然界的變化與規律，飲食有節制，作息有規律，不胡亂地作為與耗費，因此形體與精神相諧調，能盡享自然壽命。

調補養生，主要是保養五臟，中醫學說是以五臟為身體的中心。在中醫理論中，我們人是一個「五臟系統」的整體。調養氣血的關鍵就在於平衡五臟，不要讓某個臟器過分地「足滿」，也不要過分地「虛弱」。各個臟器之間要協調、平衡，才能握住健康的砝碼。

中醫認為，人體的五臟六腑處於一種動態和諧之中。這種和諧一旦被破壞，疾病也隨之而來。日常生活中，破壞這種和諧關係的因素有很多，如外感風寒、飲食無節、情志內傷、缺乏運動等，都能殃及臟腑，令其功能失調。

現在很多人整日疲憊不堪，雖大病不犯，但小病不斷。這主要是不會保養日夜不停地為我們工作的臟腑之故。其實，人的健康是由裡及表的，只有臟腑關係和諧，氣、血、精、津才能充盈暢達，身體才能健康。

因此，全面探索五臟六腑運行的奧秘，瞭解五臟六腑之需求，找到臟腑養生的方法，對人體健康意義重大。

鑒於此，本書以中醫理論為基礎，詳細分析了不同臟腑器官的致病因素、預防對策及養護方法，讓您能夠輕鬆掌握調養臟腑的技巧，以便更好地養護身體，實現健康長壽的願望。

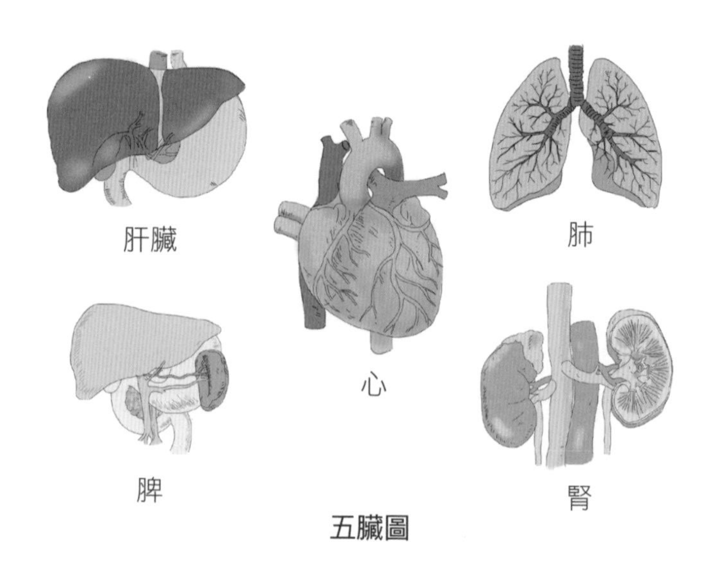

五臟圖

目錄

CONTENTS

第一章　養生，從養護五臟六腑開始

第二章　心是身體之「君主」，養心就是養命

第三章　小腸，分配營養的「巧廚娘」

第四章　肝為身體之「將軍」，肝好則身體棒

第五章　膽是抵禦外邪的屏障

第六章　脾是後天之本，脾氣足則有朝氣

第七章　胃，儲存養分的「糧倉」

第十一章　膀胱，化氣行水的「水官」

第十二章　三焦，氣血精津的「調節師」

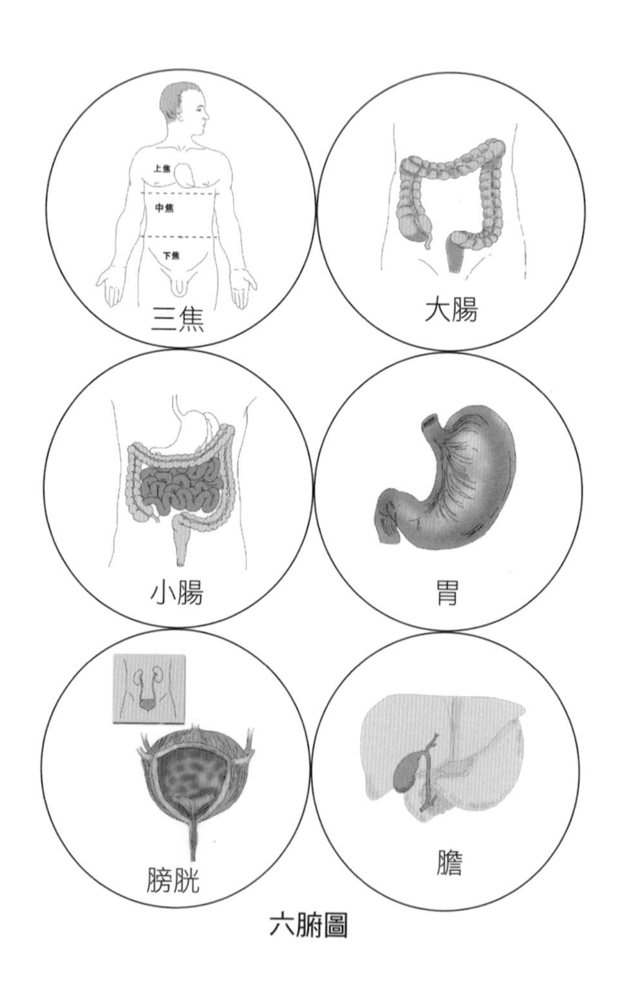

六腑圖

第一章

養生，從養護五臟六腑開始

《黃帝內經．素問》記載：「上古之人，其知道者，法於陰陽，和於術數，飲食有節，起居有常，不妄作勞，故能形與神俱，而盡終其天年，度百歲乃去。」

意思是：上古時代懂得宇宙大道的智者，能取法於天地陰陽，遵循自然界的變化與規律，飲食有節制，作息有規律，不胡亂地作為與耗費，因此形體與精神相諧調，能盡享自然壽命。

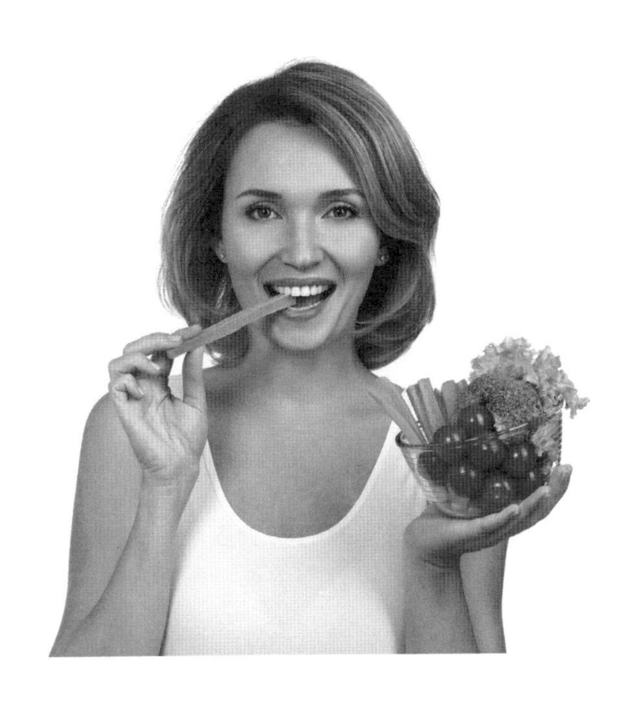

一、認識中醫的臟腑理論

中醫認為，人體是一個極其複雜的有機整體，人體各組成部分之間，結構上不可分割，功能上相互為用，代謝上互相聯繫，病理上互相影響。人體是以五臟為中心，透過經絡的溝通聯繫，將六腑、五官、九竅、四肢百骸等全身臟腑形體官竅聯結成一個有機整體。精、氣、血、津液是構成人體的基本物質，也是臟腑功能活動的物質基礎。這是中醫學對臟腑理論的解釋，與西醫學的臟腑理論有著明顯的區別。

1 中醫的臟腑理論

中醫的臟腑理論是以五臟為中心的，五臟代表人體的五個生理系統，人體所有的組織器官都可以包括在這五大系統之中。具體來說，這五大系統是指：

①心系統：包括心、小腸、脈、舌、面。

②肝系統：包括肝、膽、筋、目、爪。

③脾系統：包括脾、胃、肉、口、唇。

④肺系統：包括肺、大腸、皮、鼻、毛。

⑤腎系統：包括腎、膀胱、骨、耳、二陰、髮。

這五大系統之間透過經脈的絡屬溝通和氣血的流貫相互聯繫。五臟功能的諧調共濟，相互為用，是維持人體生理平衡的重要保證。

六腑是膽、胃、小腸、大腸、膀胱、三焦的總稱。

臟與腑之間的相互關係，實際上是臟腑陰陽表裡配合關係。臟屬陰，腑屬陽；臟為裡，腑為表。一臟一腑，一陰一陽，一裡一表，相互配合，並有經絡互相絡屬，從而構成了臟與腑之間的密切聯繫。

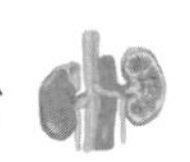

2 中西醫臟腑理論的區別

西醫的臟腑理論主要是一個形態學概念，指的是解剖學上實質的器官組織，而中醫學的臟腑不僅是解剖學的概念，更主要的是一個生理病理學概念，是對人體臟腑、氣血等功能活動規律的認識，它不僅是指解剖學的實質器官，更主要的是指其生理功能與病理變化的反應，是一個功能單位。所以，一個中醫臟腑可以包括好幾個西醫器官的功能，而一個西醫器官的功能又可分散在好幾個中醫臟腑之中。

3 五臟六腑的功能

《黃帝內經・素問》記載：「所謂五臟者，藏精氣而不泄也，故滿而不能實；六腑者，傳化物而不藏，故實而不能滿也。」由此可知，五臟的主要功能是「藏精氣」，六腑的主要功能是「傳化物」。

五臟的功能：化生和儲藏精、氣、血、津液等精微物質，藏而不泄。

六腑的功能：收納、腐熟、傳化水穀，泌別清濁，將糟粕排出體外，泄而不藏。

臟腑的功能並不是彼此獨立的，而是在互相依存、互相制約的關係中各負其責，共同維持身體的正常運行。

如果將身體比作工廠中的機器的話，那麼五臟六腑便是零部件，其中任何一個功能出現問題，均會影響到其他零部件的運轉，進而影響整體功能的發揮。

二、明確五臟六腑的關係

五臟六腑之間雖然各自獨立，但又互相影響、互相依存。一臟與一腑相對應，一陰一陽，一裡一表，由經絡相互絡屬。只有五臟六腑各司其職，才能保證氣血精津運輸暢達，水液糟粕各行其道。

1 心與小腸互為表裡

心是臟腑中最重要的器官，具有主導和支配的作用。而中醫認為，心主神志，與人們的思維意識活動有關。心是人體血液循環的動力，血液透過心臟的搏動而輸送到全身，心血的盛衰都可以從脈搏上反映出來。心主汗，開竅於舌，舌質的變化可以反映出心的生理及病理變化。

小腸位於腹腔，透過胃消化後的飲食水穀進入小腸，進行進一步的消化，吸收其中的營養，排除其糟粕。小腸有了問題就會出現消化吸收功能障礙，大小便異常，如腹痛、腹瀉、少尿等症狀。

心與小腸透過經脈的相互絡屬，其關係主要表現在病理方面。

如果心火過盛，可移熱於小腸，出現小便短赤、灼痛、尿血等 症狀；反之，小腸有熱，也可引起心火亢盛，出現心中煩熱、

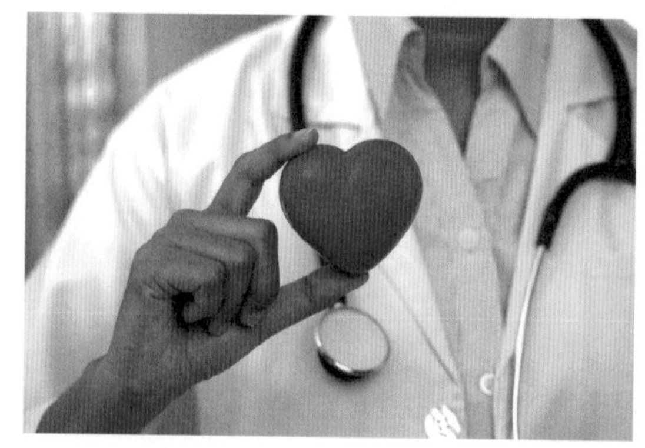

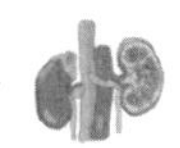

面紅、口舌生瘡等症狀。

2 肝與膽互為表裡

肝具有調節某些精神情志活動、貯藏血液和調節血量的功能，協助脾胃消化食物。肝開竅於目，肝臟有病常會引起各種眼疾。

膽附於肝，膽所貯藏的膽汁是由肝分泌的，「借肝之餘氣，溢入於膽，積聚而成」。

肝的疏泄功能正常，才能保證膽汁的貯存和排泄功能正常，膽汁排泄通暢，肝才能發揮其疏泄功能。肝膽發病時互相影響，所以在治療時需肝膽同治。

3 脾與胃互為表裡

脾胃主管飲食的消化、吸收和傳輸營養、水分，以供人體生命活動的各個組織器官的需要，故有「脾胃為後天之本」之說。此外，脾還有運化水穀精微、統血、主肌肉四肢的功能。

胃主要是消化食物。脾與胃都是消化食物的主要臟腑。胃主受納，脾主運化，共同完成消化、吸收和運輸營養物質的任務。胃主降，水穀得以下行，便於消化；脾主升，水穀精微才能輸佈到全身。

4 肺與大腸互為表裡

肺上連氣管喉嚨，開竅於鼻。肺是呼吸器官，主要功能是主一身之氣，肺功能正常，則氣道通暢，呼吸均勻。如果肺氣不足，則可出現呼吸減弱、身倦無力、氣短自汗等全身虛弱症狀。大腸的主要功能是吸收水分，排泄糟粕。

大腸的傳導有賴於肺氣的肅降，肺氣肅降則大便傳導如常，糞便排出通暢。若大腸積滯不通，反過來也會影響肺氣的肅降。

5 腎與膀胱互為表裡

腎的主要功能是藏精，一是指稟於父母之精，稱為先天之精，是人體生殖發育的根本；二是指來源於脾胃的水穀之精，稱為後天之精，是維持人體生命活動的物質基礎。腎藏命門之火，命門之火不足，常導致全身陽氣虛弱，發生各種疾病。腎主水、主骨、生髓，與人體的生殖、生長發育、衰老、水液代謝有著密切的關係。

膀胱的主要功能是貯尿和排尿。膀胱的排尿功能和腎氣盛衰有密切關係。腎氣充足，膀胱開合有度，則小便排泄正常；若腎氣虛而不能固攝，就會出現小便頻繁，遺尿或失禁；腎虛氣化不及，則出現尿閉或小便不暢。

6 三焦與心包互為表裡

三焦也是人體六腑之一。三焦不是一個獨立的器官，而是指人體部位的劃分，即橫膈以上為上焦，包括心、肺；橫膈以下到臍為中焦，包括脾與胃；臍以下為下焦，包括肝、腎、大小腸、膀胱等。三焦是人體的元氣與水穀的運行通路。

心包是心的周邊組織，三焦是臟腑的周邊組織，其經脈互相聯絡，彼此影響。

由此可知，要想向五臟六腑要健康，就必須瞭解其需求，才能真正地保證臟腑安康，身體健壯。

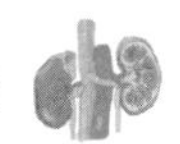

三、氣血充盈，臟腑才能調和

氣和血是構成人體和維持生命活動的兩大物質基礎。氣血既是臟腑功能活動的物質基礎，也是臟腑功能活動的產物，因此，調養臟腑就調養了氣血，而氣血的調養必須依託臟腑的調養才能達到。

氣血是指人體內的氣和血。這裡的「氣」含義廣泛，包括人體內能運行變化的精微物質，或臟腑組織的功能活動，均稱為「氣」，如水穀之氣、臟腑之氣、經絡之氣、呼吸之氣等。這裡的「血」主要指血液，為水穀精微所化生。氣與血各有其不同的作用，但又相互依存，以營養臟腑組織，維持生命活動。

1 氣能生血

在血液的組成及生成過程中，均離不開氣和氣的氣化功能。血液來自脾胃所運化的水穀精氣。通常情況下，脾胃把食物轉化為水穀精氣，水穀精氣轉化成津液，最後轉變為紅色的血液，這都離不開脾氣的運化，所以說氣能生血。氣旺，則化生血液的功能就強；氣虛，則化生血液的功能就弱。

2 氣能攝血

這主要指脾氣對血液的統攝作用，使其能夠正常循行於脈管中而不溢出脈外。如果脾氣虛，則固攝作用減弱，血不循經而逸出脈外，從而導致各種出血病症。

3 氣能行血

血屬陰主靜，血不能自行，血液的循行全賴於氣的推動。如有賴於心氣的推動，肺氣的宣發布散，肝氣的疏泄條達，這也被概括為氣行而血行。如氣虛或氣滯，推動血行的力量減弱，則血行緩慢，流動不暢，稱之為氣虛血瘀。

4 血能載氣

氣不附藏於血中則氣渙散不收而無所依。氣附存於血中，血能載氣並不斷為氣的功能活動提供水穀精微，使氣不斷得到營養補充，故血盛則氣旺，血虛則氣衰。

由此可知，只有氣血充盈，各個臟腑才能得以安康，身體才能保持健康。

健康指南

食療補氣血

專家建議，可以透過食療的方式來補益氣血。補血食物有紅棗、蓮子、核桃、豬肝、烏雞、雞蛋、紅豆、紅糖等，這些食物不僅營養豐富，還具有補血活血的功效。

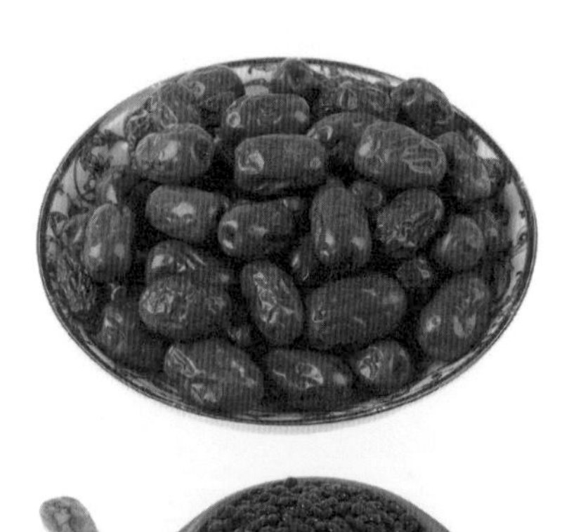

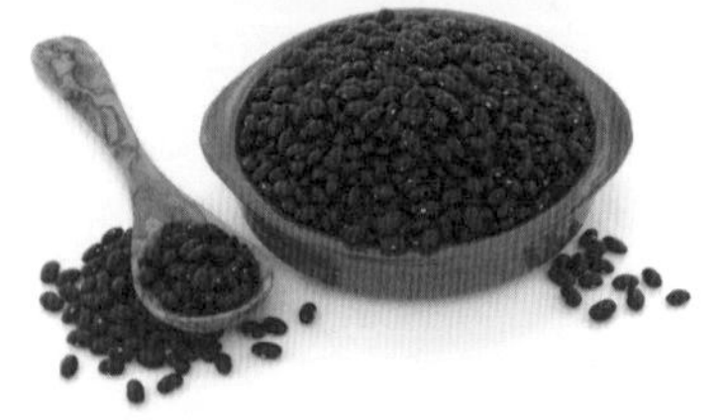

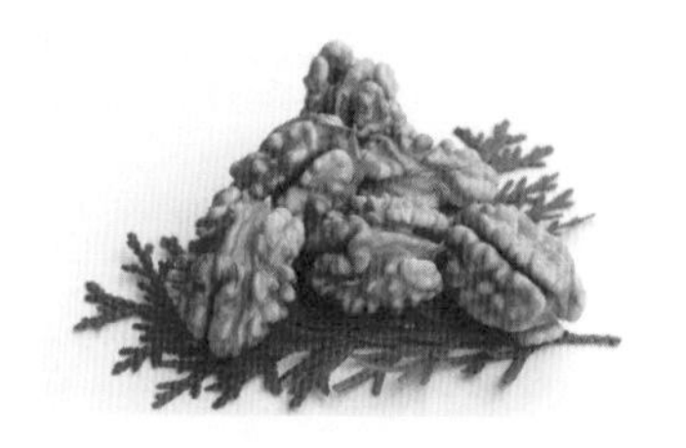

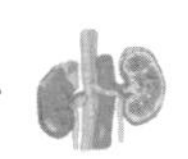

四、五臟六腑離不開津液的滋養

津液是人體一切正常水液的總稱。包括各臟腑組織的內在體液和正常的分泌液，如胃液、腸液、唾液、關節液等，習慣上也包括代謝產物中的尿、汗、淚等。

中醫裡，津與液是兩個不同的概念，不等同於一般所說的水分。津與液在性質、功能及其分布方面不同。

《黃帝內經．靈樞》中記載：「津液各走其道，故三焦出氣，以溫肌肉，充皮膚，為其津；其流而不行者，為液。」

意思是，津液分別沿一定的道路布散，其中經由三焦布散者，可以溫潤肌肉，充養皮膚，稱作「津」；而那些流注於臟腑、官竅，可以補益腦髓而不布散者稱為「液」。

津液的生產、輸佈、排泄過程很複雜，涉及多個臟腑的生理活動，如胃的受納，小腸的吸收，脾的轉輸，肺的宣發肅降、通調水道，腎的氣化，三焦為通道等。

由此可知，津與液二者互相影響、互相轉化，共同滋潤和濡養五臟六腑，以使身體功能得以正常運作。

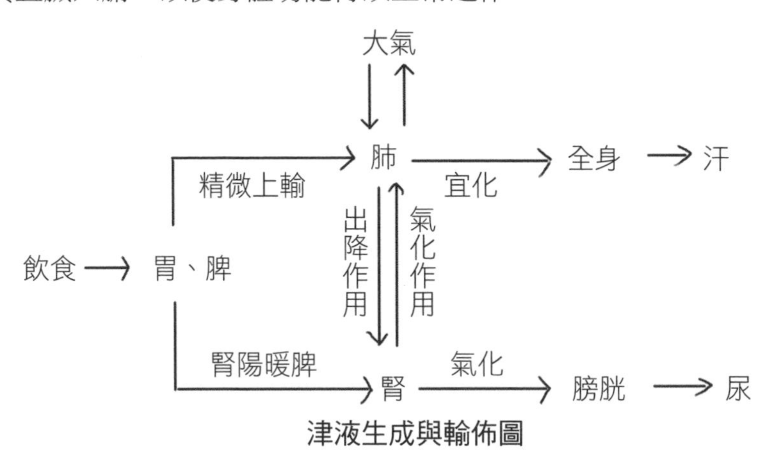

津液生成與輸佈圖

五、陰陽平衡，才能氣血暢達

《黃帝內經》指出，人生而有形體，離不開陰陽的變化。人體五臟六腑各有不同的功能，相互之間存在著相生相剋的動態平衡關係。

中國古人講究陰與陽，如向日為陽，背日為陰。這裡的陰與陽是相對的。

中醫的臟腑也講究陰陽互為表裡。臟腑之間相對應，一陰一陽，一裡一表，一臟與一腑相互配合。由於五臟在生理上的特點是「藏精」，故臟屬陰，為裡；六腑在生理上的特點是「傳化物」，故腑屬陽，為表。

具體來說，心與小腸、肺與大腸、脾與胃、肝與膽、腎與膀胱互為陰陽，相表裡。六腑中的三焦沒有與之對應的，中醫中將心包經與三焦互為表裡，從而形成了六臟與六腑相對應的關係。

因此，臟腑之間互為陰陽表裡，它們之間由經絡相互絡屬，只有五臟六腑各司其職，相互配合，才能確保氣、血、精、津液運輸暢達；相反，這種關係一旦遭到破壞，疾病就會產生。

如果五臟中一方出現陰陽不足，或者陰陽有餘，那麼就會影響另一方出現陰陽有餘，或者陰陽不足，致使陰陽不能維持正常的動態平衡，最終導致疾病發生。如心陰虛，則由於陰虛生熱，故會出現心煩失眠、手心潮熱、盜汗等症狀；若心陽虛，則由於陽虛生寒，往往出現心悸怔忡、心憋悶或疼痛等症狀。

由此可知，人體的氣血虛損、陰陽失衡，最終都會反映在五臟上。所以，調理五臟的陰陽平衡，就是調理我們身體的陰陽平衡。

總之，人體的正常生命活動取決於陰陽平衡，我們的身體只有在五臟六腑各器官功能諧調一致的情況下，才能維持健康。

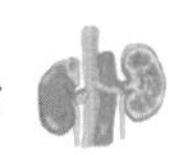

六、滋養五臟六腑，要遵循大自然的規律

大自然的變化，有春、夏、秋、冬四季的更替，作為生於天地之間的人，我們每時每刻都會受到大自然的影響。因此，對臟腑的調養就必然要順應天時氣候的變化。只有人體臟腑的生理活動適應四時之變化，才能與外界環境保持諧調平衡，否則就會為之所傷。

順應四時的變化，是養生防病的原則和方法。因此，根據四季「春生」「夏長」「秋收」「冬藏」的規律，提出了「春夏養陽，秋冬養陰」的養生原則，以增強體質，提高人體適應自然的能力。

春季陽氣上升，陰氣漸降，但此時陰寒仍重，風寒之邪容易侵襲人體，所以春季應注意禦寒保暖，民諺中的「春捂秋凍」就是告訴我們，在春季仍應注意防寒，以養人體升發之陽氣。

夏季陽氣旺盛，暑熱邪盛，易耗氣傷陰，而氣為陽、血為陰，所以熱天易傷人體陽氣。夏季的時候，夜晚納涼要多加注意，此時最易受寒濕之邪侵襲，所以要謹防在陰涼之地以避大熱而導致寒濕傷陽的情況。

秋季陽氣收斂，陰氣漸升，天氣由熱轉涼，此時燥邪最易侵襲人體而傷陰，所以應服用滋陰之品以防秋燥。

冬季陽氣避藏，陰氣隆盛，此時人們喜歡吃辛辣以禦寒。但辛辣之物易生內熱，食用過多易傷陰。因此，秋冬時節要避免過多食用辛辣之物。

因此，一定要讓自己的生活習慣符合四時的運行規律，該熱則熱，該冷則冷，這樣才能讓身體與自然和諧相處。

七、應時應季，注意預防「六邪」

在中醫裡，「六邪」也叫「六淫」，這裡的「淫」指「過度的行為」。要瞭解六邪，先要知道自然界中正常的「六氣」。「六氣」指風、寒、暑、濕、燥、火六種自然界不同的氣候，在正常情況下，這六種氣候是無害的，一旦這六種氣候太過或不及，就變成了六邪。

六邪通常會結伴而來，產生所謂的風寒、風熱、風濕、燥火、濕熱、暑濕、暑熱等組合。

1 風邪

風邪在陰陽的劃分中屬於陽邪，中醫認為，「風為百病之首」，它不但使人的毛孔張開，降低皮膚的護衛功能，還攜帶著寒、熱、濕侵入人體。人一旦被風所侵襲，皮膚的紋理就會變得疏鬆，於是人體的防禦大門就會打開，疾病就會接踵而來。所以，人們常說穿衣要「春捂秋凍」，這就是要防風邪。

2 寒邪

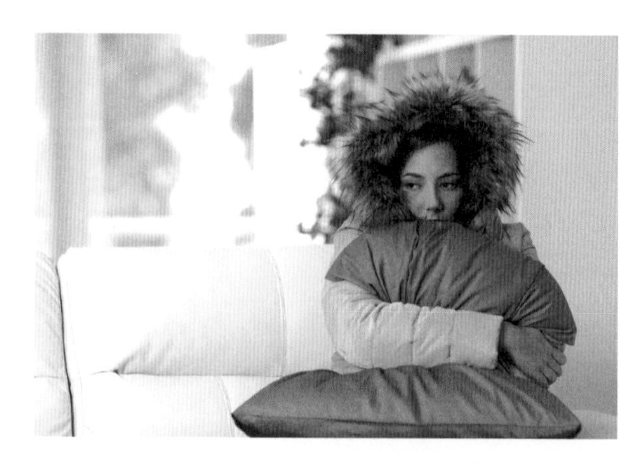

寒邪有風寒與外寒之說。風寒是由於身體本身陽氣不足，不能溫煦身體造成的，就是我們所說的「虛寒」；外寒是指外部的

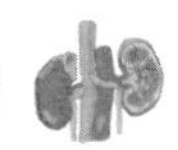

寒氣侵襲人體造成的。

例如，寒冬季節，如果穿的衣服少，就給了寒邪可乘之機。當寒邪侵襲侵入你的脾胃、關節或身體的其他臟腑中，就會將臟腑中的氣血凝滯，從而引起疾病。

3 暑邪

暑邪是由於過熱造成的，一般在炎熱的夏天出現。暑邪屬陽，人體一旦被暑邪侵襲，人體陽氣亢盛，就容易心煩氣躁、口渴，甚至頭昏腦脹、四肢無力。

暑邪最明顯的表現就是中暑。這就是由於暑氣侵犯了人的脾，脾失去健運，從而導致中暑發生。

4 濕邪

濕邪是由於潮氣過盛導致的。濕邪一般發生在長夏，容易留滯在肺腑、關節、經絡之間，導致經絡不暢，臟腑失調，較為常見的如風濕性關節炎、下肢浮腫等。

5 燥邪

燥邪一般發生在秋天，當皮膚中的水分含量逐漸下降時，燥邪就會侵襲人的肺部，從而導致身體患病。如咳嗽、感冒等就是這個原因引起的。

6 火邪

火邪為陽盛所化生，火為熱之極，兩者常混稱。火為陽邪，易損傷人體津液，耗損正氣；火邪可令血液運行加速，迫血妄行，導致各種出血症狀或形成瘡癰。

八、經絡是聯繫臟腑的「總調度師」

經絡是經脈和絡脈的總稱。經，有路徑的意思，是經絡系統的主幹，大多循行於深部，有一定的循行路徑。絡，有網路的意思，是經脈的分支，縱橫交錯，大多循行於較淺的部位。經絡學說是研究人體經絡系統的生理功能、病理變化及其與臟腑相互關係的學說。

經絡學說是中醫學的一個重要組成部分，凡是藥物的歸經、按摩取穴、氣血流注等全都依賴經絡理論。

人體上有縱行的經脈和走行其間產生聯絡作用的絡脈，經脈與絡脈相互交織，網路人體，共同構成了人體的經絡系統。

經絡系統是人體中一個無形的調度、控制系統，在人們不知不覺之間，控制和決定著人體的健康。人體的穴位分布於人體上的各個部位，其間運行的是氣血津液，產生滋養人體臟腑、肌肉、骨骼、筋脈等作用。穴位裡的氣血津液充足，人的生命才能欣欣向榮。

1 感應傳導

經絡的聯繫溝通，還反映在經絡具有感應傳導的作用。當體表感受病邪和各種刺激時，可透過經絡傳導於有關臟腑，而臟腑的生理功能發生變化時，也可以透過經絡反映於體表。

2 運行氣血、濡養全身

氣血是人體生命活動的物質基礎，全身各組織器官只有得到氣血的溫養和濡潤才能完成正常的生理功能。經絡是人體氣血運行的通道，能將營養物質疏散到全身各組織器官，使臟腑得以營養，筋骨得以濡潤，關節得以通利。

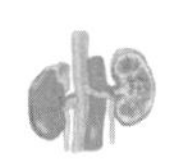

3 調節陰陽

經絡能運行氣血和諧調陰陽，使人體的功能活動保持相對平衡。當人體出現氣血不和及陰陽偏盛、偏衰的症狀時，可以運用針灸等治療方法激發經絡調節臟腑功能的作用。

所以，日常生活中學會保養自己的經絡，使之保持暢通，使氣血得以正常運行，便可強身健體，防病治病。

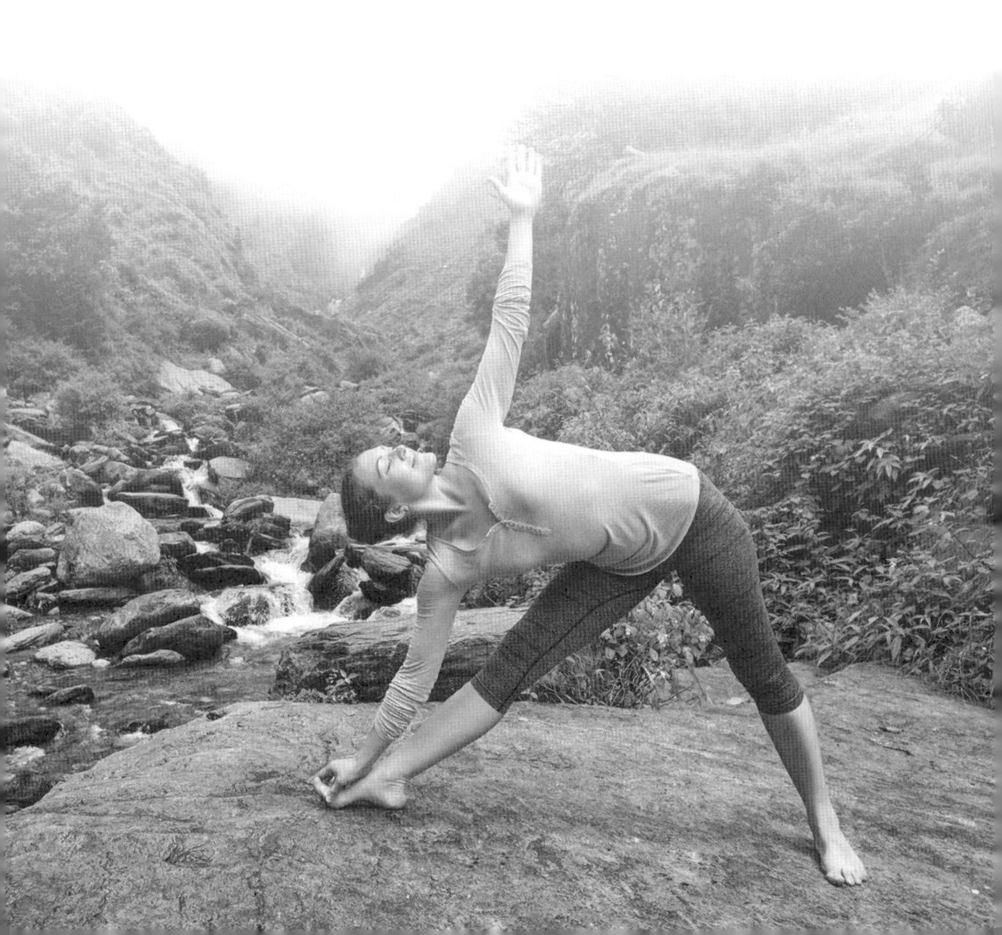

 九、揭開五色五味滋養五臟的健康密碼

中醫將多種多樣的食物劃分為酸、甘、苦、辣、鹹五味，還用五色對食物進行分類，即青、赤、黃、白、黑五色。五色和五味分別對應五臟，並在人的生命活動中發揮著重要作用。

五臟與五色、五味的對應關係表

五臟	五色	五味
心	赤色（紅色）	苦味
肝	青色（綠色）	酸味
脾	黃色	甘味
肺	白色	辛味
腎	黑色	鹹味

由此可知，青色、味酸的食物入肝，食之可養肝；紅色、味苦的食物入心，食之可養心；黃色、味甘的食物入脾，食之可養脾；白色、味辛的食物入肺，食之可益肺；黑色、味鹹的食物入腎，食之可補腎精。

需要指出的是：中醫所說的味甘，並不等同於甜食；味鹹，也並非專指食鹽；青色，可泛指綠色；黑色，不一定要顏色多麼黑，顏色深的都可算在內。

世間任何一種動物或植物都在大自然中孕育而生，吸取天地精華而成，它們為人類提供了食物來源。人作為自然界中的一分子，要與自然界達到一個平衡，在攝取食物時也應該如此，各種色味的食物均衡攝取，身體才能健康。在此基礎上，可以根據自身情況，適當增加身體所需的食物，這樣才能使五臟功能諧調一致，身體才能保持健康。

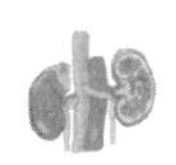

十、「七情」互通，恬淡人生最養生

七情，即喜、怒、憂、思、悲、恐、驚七種情志變化。七情是人體對外界客觀事物的不同反映，是生命活動的正常現象，不會使人發病。但在突然、強烈或長期性的情志刺激下，超過了正常的生理活動範圍，而又不能適應時，使臟腑氣血功能紊亂，就會導致疾病的發生，這時的七情就成為致病因素。

七情與臟腑的功能活動有著密切的關係，七情分屬五臟，以喜、怒、思、憂、恐為代表，稱為「五志」。「五志」由人的五臟之氣所化生。五志與五臟的關係密切，其關係如下表所示：

五臟與五志關係表

五臟	五志
心	喜
肝	怒
脾	思
肺	憂
腎	恐

由上表可知，過喜傷心，過怒傷肝，過思傷脾，過憂傷肺，過恐傷腎。而且，一種情緒可以對抗另一種情緒，即恐勝喜，悲勝怒，怒勝思，喜勝憂，思勝恐。如果情緒無法平衡時，可以嘗試採用此方法。

可以說，無論哪種情志活動都是人的正常情緒反應，適當地宣洩有益於身心健康。但是，如果長期某種情志過激，超出了人的承受範圍，就會使人體氣血紊亂，臟腑陰陽失衡，導致疾病的發生。

為此，保持一個好的心情，控制好自己的情志活動是養生的關鍵。

第二章

心是身體之「君主」，養心就是養命

生命科學告訴我們，生命的存在源自心臟的跳動。在中醫理論中，將心臟推至「君主」的地位，認為心主宰著五臟六腑，主宰著人的精神變化。由此足見心臟之重要。

然而，最珍貴的東西最容易失去，最美好的事物最容易破碎，心臟也是如此。如果對心臟養護不當，它就會受損而縮短人的壽命。可以說，養心就是養命。所以，學會對心臟的巧養善護，就等於找到了長壽的秘訣。

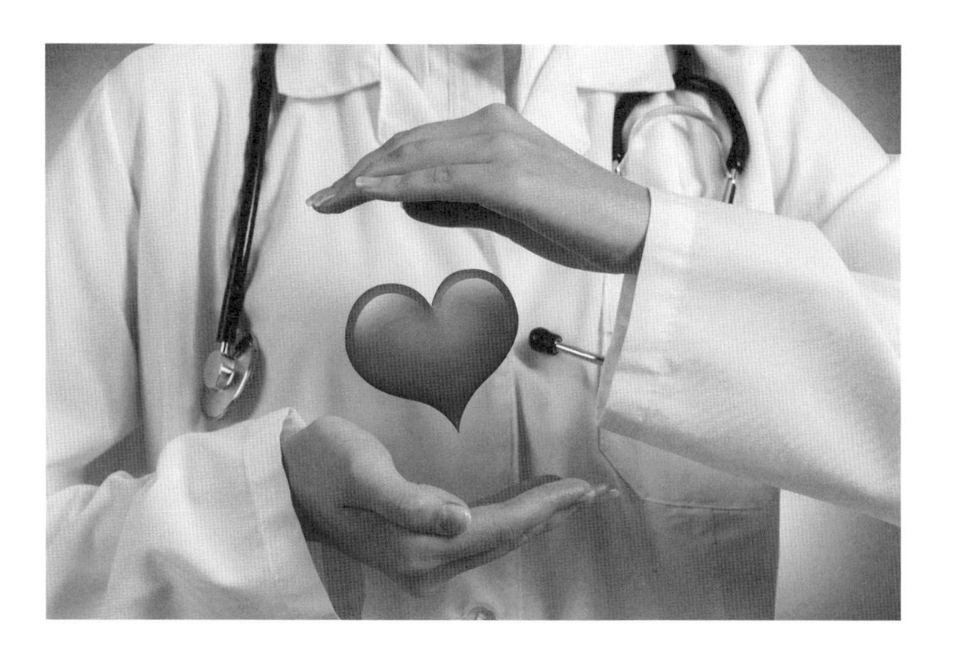

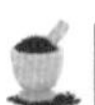 一、心通調血液，讓全身的血液充盈

心的生理功能是主血脈，為人體的血液運行提供動力。心主血脈，包括主血和主脈兩個方面。全身的血，都在脈中運行，依賴於心的搏動而輸送到全身，發揮其濡養的作用。脈，為血脈，又可稱為經脈，為血之府。脈是血液運行的通道，脈道是否通暢，直接影響血液的正常運行。

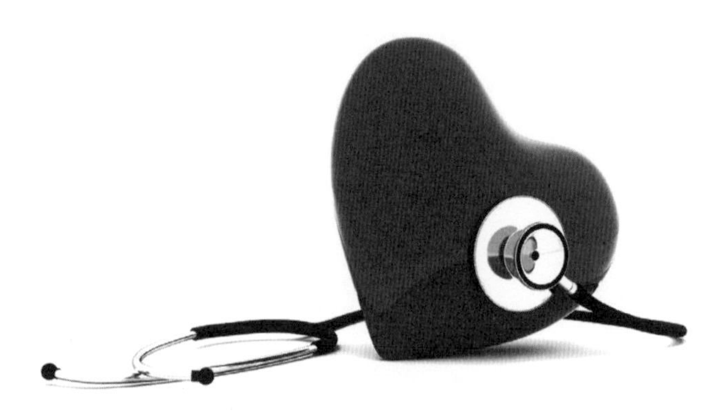

心臟、脈和血液構成一個相對獨立的系統。這個系統的生理功能由心所主，都有賴於心的正常搏動。

只有心的功能強大，才能讓血液充盈全身的血管，血液充盈就能夠衝開所有的血脈，打開所有的穴位，讓身體運行正常。

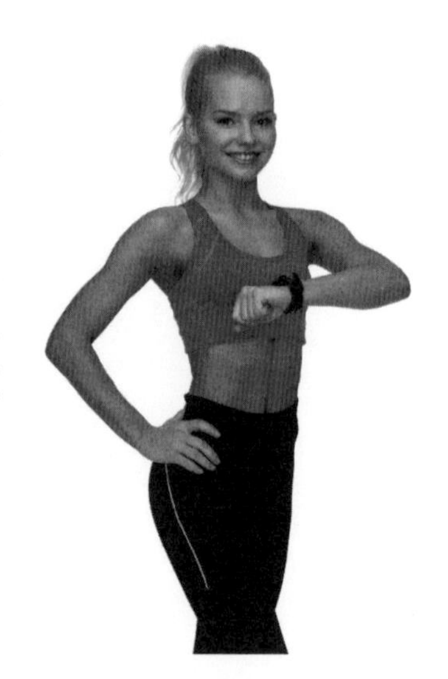

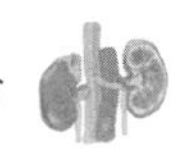

二、養心不能錯過夏季

心臟對人的重要性不言而喻，因此，我們一年四季都要養護好心臟。但是，夏天尤其要注重養心。這是因為，夏季與心相應，或者說心與夏季的關係最大。這裡所說的夏季指從立夏之日起，到立秋之日止。整體來說，夏季養心，以下兩點不可忽視。

1 保持一顆淡泊的心

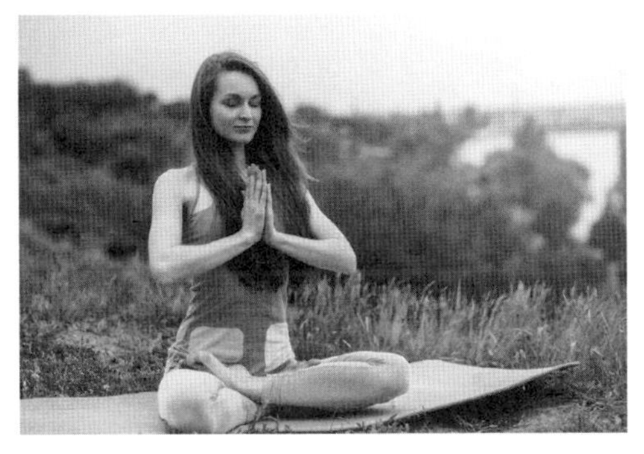

夏季屬火，烈日炎炎，萬物爭榮，是人新陳代謝最旺盛的季節。所以，夏季養心要特別注意防止心火上炎，造成體內陰陽失調。

因此，夏季要保持一顆淡泊寧靜的心，只有淡泊寧靜，心火才不易生發。

2 忌出汗過多

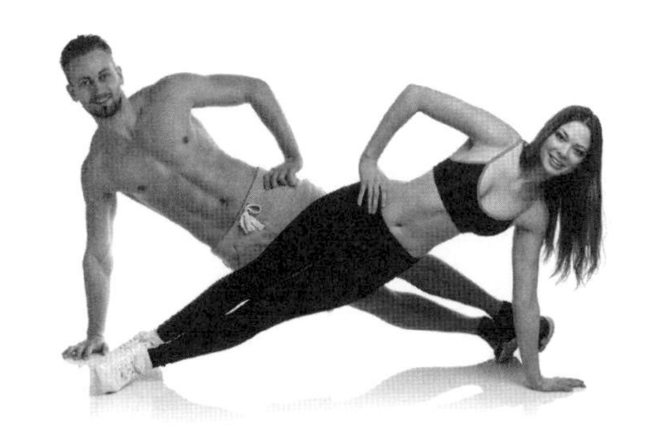

夏季屬陽，陽氣主泄，所以，夏季適當出汗，能把體內代謝廢物排出來。但是，出汗過多也易導致體液過耗而傷津。因為汗為心之液，汗血同源，出汗過

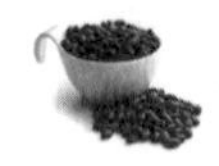

多就會傷心。出汗過多也易傷心之陰陽，進而引起唇乾口燥、大便乾結、尿黃、心煩等症狀。

三、心喜苦，夏季養心宜苦味

宋代詩人黃庭堅在《苦蘆賦》中說：「夏日小苦反成味。」可見，適量的苦味與其他味道的食物諧調搭配，可以讓飲食更具獨特的風味。

從健康養生的角度來說，飲食要兼具五味（苦、酸、甘、辛、鹹），這樣才能照顧到五臟六腑。如果在飲食上我們經常偏重於某種味道，或者從來不吃某種味道的食物，會導致五味失調，臟腑器官就會生病。

中醫認為，苦味入心臟，苦味食物不僅能提高食慾，還具有

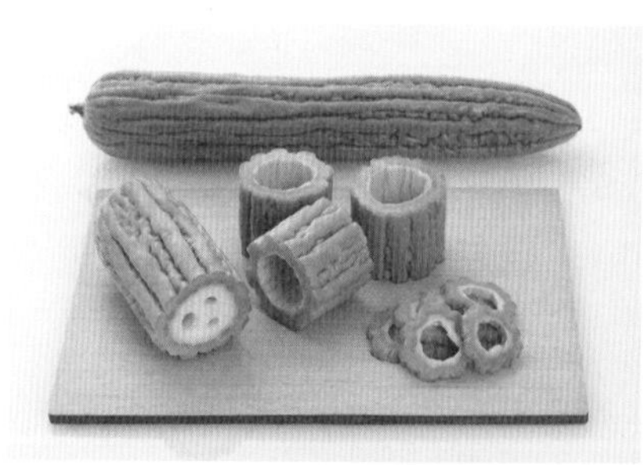

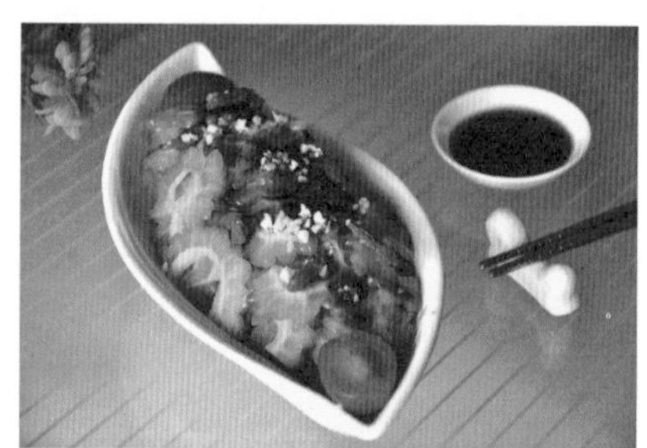

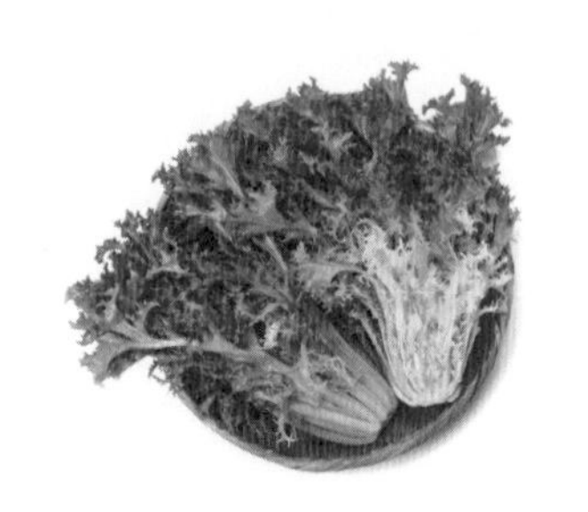

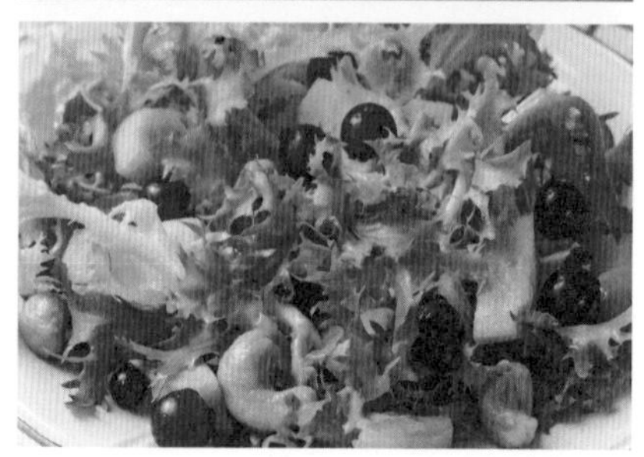

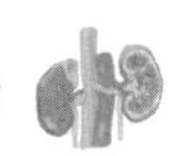

清心除煩、醒腦的功效。尤其是在夏季，濕熱邪盛，容易使人心火上炎、胃納欠佳，此時喝點苦味的飲品，如苦丁茶，或吃點苦味的食物，如苦瓜、苦菜等，能清心火、健脾胃。

當然，根據五味兼具的養生原則，苦味食物也不可吃得過多，否則，就會產生相反的效果。

四、心喜紅，紅色食物最養心

紅色在五行中屬火，心主紅色，常吃紅色食物能增強心氣，令人精神倍增。同時，紅色食物具有增強食慾、光潔皮膚、增強表皮細胞再生、預防皮膚衰老等功效。

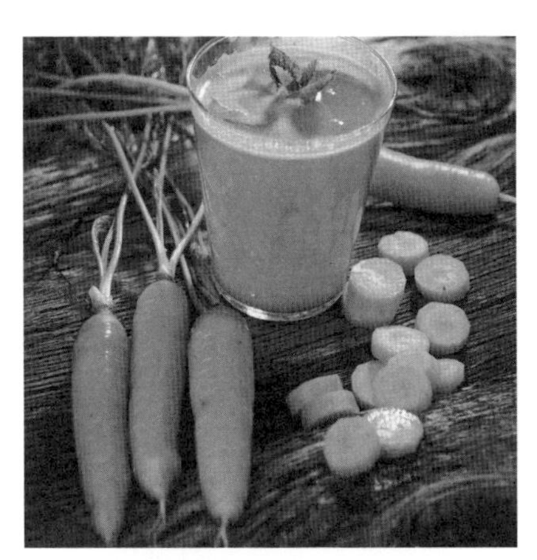

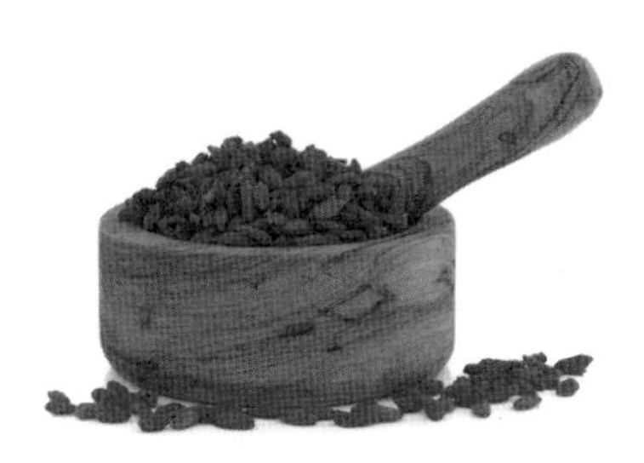

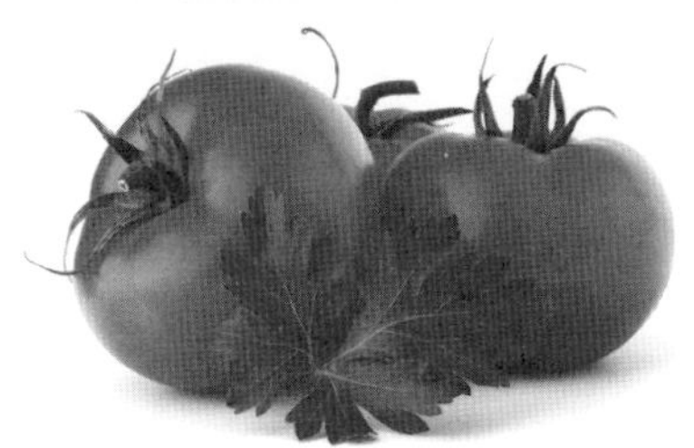

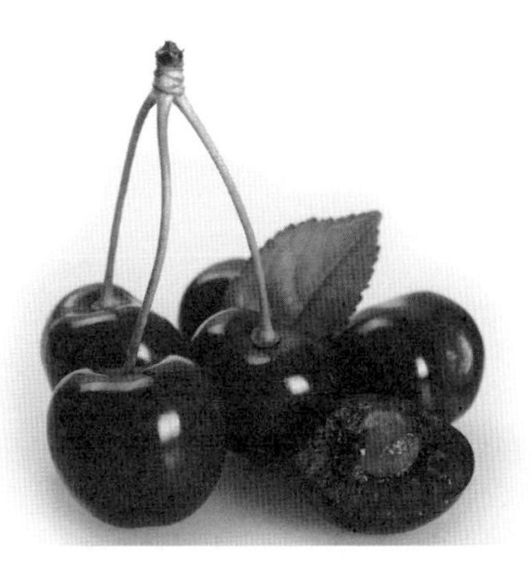

研究證實，紅色食物一般具有抗氧化性，它們富含番茄紅素、單寧酸等物質，這些物質能保護細胞，有提高人體免疫力的作用。如胡蘿蔔中含有胡蘿蔔素，可以在體內轉化為維生素 A，保護人體上皮組織，增強身體抗感冒的能力。

此外，紅色食物還能為人體提供豐富的蛋白質、無機鹽、維生素以及微量元素。因此，經常食用一些紅色果蔬，對增強心腦血管活性、提高免疫力都有幫助。

利用紅色食物養生，一般可食用赤色、偏赤色的食物，如胡蘿蔔、番茄、櫻桃、荔枝等；或偏溫性的藥材，如山楂、桑葚、紅棗、枸杞等。

五、身體動起來，心病不來找

運動可以促進心臟血管擴張，改善心肌缺氧狀況，促進血液中的脂肪代謝，還能提高心臟的工作能力，是預防心臟病的重要手段之一。

一般來說，適合養心的運動有以下幾項。

1 太極拳

太極拳的重點在於「調整呼吸、放鬆全身」，每天都打一輪太極拳，對心血管系統大有益處。由於太極拳運動速度緩慢，動作柔和，從而使人體的微循環得以擴張。劇烈運動會使血液運行走捷徑，得不到充分的物質和能量的交換，而緩慢、柔和的太極拳運動則使血液能夠流向全身各處，從而得到物質和能量的交換，改善身體內部的循環，達到防治心血管疾病的目的。

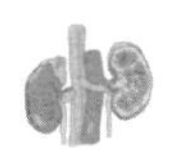

2 慢跑

堅持慢跑會增強心血管系統功能。慢跑會加速血液循環，使冠狀動脈有足夠的血液供給心肌，從而預防各種心臟病。透過下肢的運動，促使靜脈血流回心臟，還預防靜脈內血栓形成。

跑步雖動作簡單，但如果姿勢不正確，不僅達不到理想的健身效果，還有可能給身體帶來損害。跑步時，腿部動作應該放鬆。一條腿後蹬時，另一條腿屈膝前擺，小腿自然放鬆，依靠大腿的前擺動作，帶動髖部向前上方擺出。以腳跟先著地，然後迅速過渡到全腳掌著地。

對於老年人來說，慢跑前要進行熱身運動，慢跑時注意呼吸均勻、節奏諧調，若出現胸悶、頭暈、眼花等症狀，應立即停止運動。

3 散步

散步是一項最常見的體育運動，既安全又易行，是一種非常適合老年人的運動方式。散步可以保持關節的靈活性，同時增強腰部肌肉和韌帶的張力與彈性，是防止肢體過早僵硬的好辦法。

散步有益於心血管系統。它可以加速血液的循環，提高血管的張力，並將血管壁上的沉積物帶走，能有效地預防動脈硬化等心血管疾病。

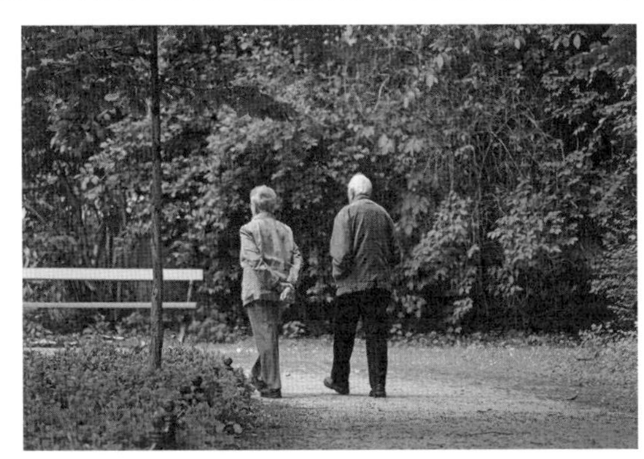

散步可使全身肌肉周期性收縮，幫助血液和淋巴液循環，加速代謝過程，提高機體免疫力。

建議老年人每

天散步2～3次，每次20～30分鐘。速度的快慢根據自己的情況掌握，一般來說，散步後身體微微出汗就能夠達到很好的養心效果。

健康指南

運動的注意事項

無論選擇哪種運動項目，都應該注意以下幾點：進餐時間與運動時間至少間隔 1小時以上；運動最適宜的溫度是10℃～25℃；運動要循序漸進，運動量從小到大，運動時間從短到長；運動結束10分鐘後，心跳次數仍在每分鐘100次以上，則應視個人情況減少運動量；運動時出現頭暈、心悸、噁心、嘔吐等不適症狀時，應立即停止運動，必要時應及時就醫。

六、簡單實用的養心妙招

日常生活中，一些簡單實用的小動作對增強心臟功能非常有益，以下三種養心方法，值得我們學習。

1 足底按摩

足可以反映人體的健康狀況，藉由足部按摩可以增強人體功能。如點按足底湧泉穴，對防治高血壓、便秘等有益。

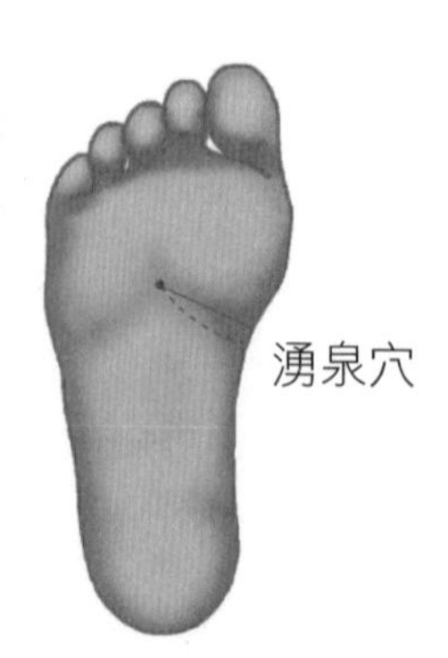

2 屏氣呼吸

在空氣品質較好的地方，用鼻子深吸一口

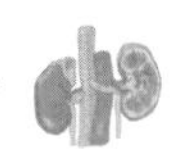

氣屏住，再慢慢地吐出。休息1～2分鐘後，重複此動作10次以上。這種呼吸法能調節人體功能，改善呼吸，養心護肺。

3 摩胸運動

雙掌自然伸直，五指併攏，從兩肋向前胸迅速擦拭，以擦拭部位發熱為止，此法可增強心肺功能。

健康指南

靜坐吐納功

端坐，挺胸收腹，下頷內收，將右手放於左胸的心前區，閉合雙目，使精神進入寧靜狀態。慢慢地調節呼吸，使呼吸速度緩慢而深沉，右手順時針地輕摩心臟，一呼一吸為一息，一息按摩一圈，按摩36圈。此法可穩定情緒、運行氣血、調養心神。

七、午時小憩，是對心最好的關照

午時，是指一天中的11：00～13：00，此時心經當令。在這一時段，人體的陽氣達到最盛。此時，小睡一會兒可以安神養精氣，即心氣推動血液運行，以養神、養氣、養精。

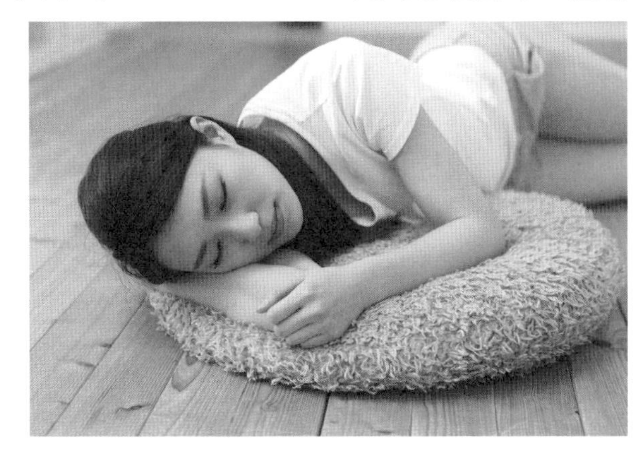

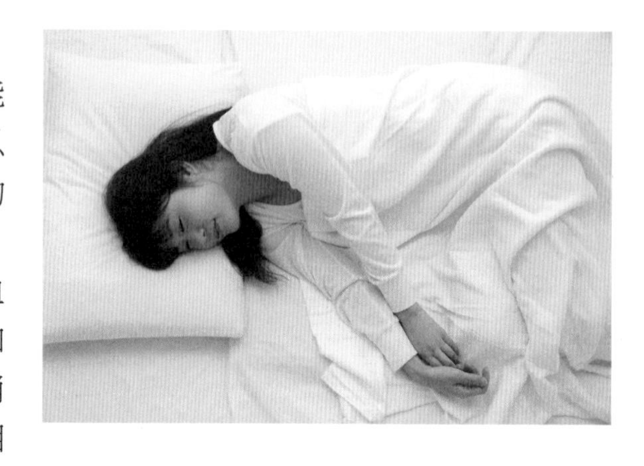

人在午時能小睡片刻，可以使下午至晚上的精力更加充沛。通常飯後大量血液運行到胃部和心臟，以供應消化需要，大腦相對缺血，於是人體便會出現困乏的狀態。但由於種種原因，人們只能克制這種欲望，其實小睡10分鐘對心臟也會有很大的幫助，同時也有助於胃腸蠕動。

八、調節情緒，才能避免傷身

情緒是人體正常的心理活動表現，但是，如果情緒過激並且超過了人體所能承受的生理限度時，便成了致病因素，危害健康。及時地對過激情緒進行調節，是身心健康的重要保障。

中醫認為，心藏神，指人的精神活動都由心管轄。心功能正常可以保證人的大腦有充足的血液供應，其精神、意識、思維活動也得以正常進行，同時也可以使人面色紅潤、有光澤，保持旺盛的生命力。

在中醫裡，喜與心相應，過喜則傷心，就是說，喜樂過度就會損傷心神。如暴喜就會出現一系列心氣不足的症狀，如面色無華、心悸氣短、失眠、健忘等症狀。

現實生活中，喜怒哀樂伴隨著人們每一天，周圍的人文環

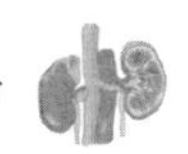

境、地理環境影響著我們的心情。因此，我們要學會調節自己的情緒，避免過分激動，以一顆平常心對待萬事萬物，這樣才能健康長壽。

健康指南

培養愛好，怡情養性

培養書法、繪畫、音樂、舞蹈、棋藝、養花等興趣愛好，可以讓浮躁的心情平靜下來，對養心非常有幫助。

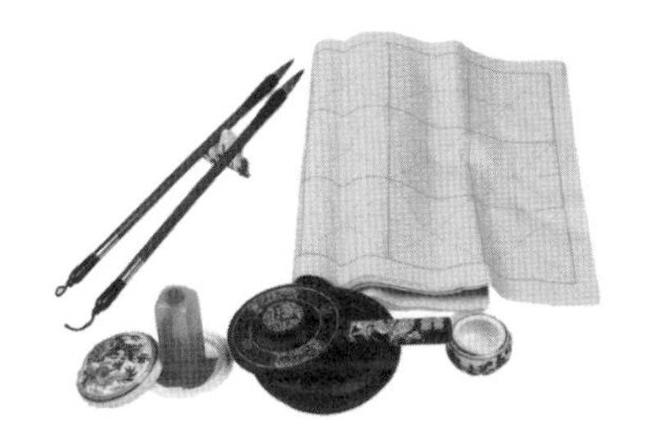

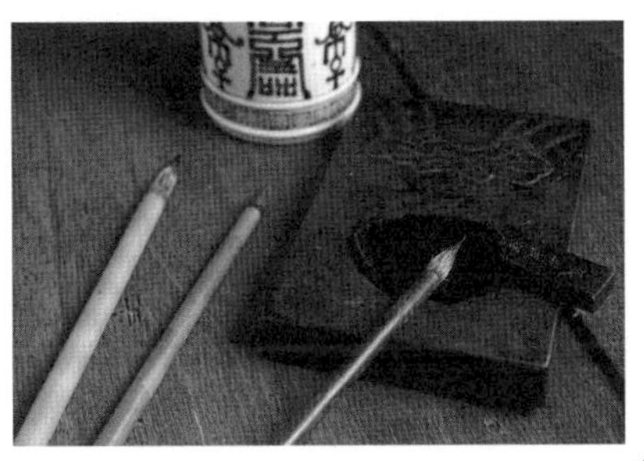

九、心火分虛實，對證調理才有效

所謂「上火」，是中醫所講的一種致病因素，多因陽盛有餘化火，或陰虛火旺，或五志過極，氣機不暢，陽氣不能宣發所致。

以心火為例，心火是疾病發展過程中的一種病理狀態，它有虛實之分。雖然心實火與心虛火的形成機理不同，但表現上往往類似。那麼，如何區分心虛火和心實火，並對證調理呢？具體方法詳見下表。

項目		心虛火	心實火
症狀辨別	舌頭	沒有一點兒舌苔，並且舌頭呈紅色	舌苔較厚，並且呈黃色
	大小便	尿液不黃，並且大便也沒有出現乾燥	尿液呈黃色，並且喝了很多水後依然是黃色，還伴有大便乾結
	其他	手心和腳心發熱，有時伴有心煩、失眠、多夢等症狀	舌頭起皰、口腔潰瘍等症狀
食療方		酸棗仁15克，枸杞、五味子各10克，共同入鍋煮水，代茶飲	蓮子5～10克泡水喝或常吃苦瓜
宜忌		保持良好心態，寒溫適度，多食蔬菜、水果，少食辛辣之物，忌酒，多運動	

中醫認為，虛火既不能清熱解毒，也不能瀉火。否則，就會越瀉火越旺，而宜運用補法。

十、心氣不足，要學會慢養生

「心氣不足」是中醫術語，也叫做心氣虛，指心的功能活動異常，也可特指心臟推動血液循環的功能不正常。心氣不足的症狀表現為心悸氣短、自汗、胸悶不舒、體倦乏力、苔白、脈虛等。

造成心氣不足的原因主要有兩個方面：一是由於身體虛弱，長期氣血不足造成的心肌不夠強勁所致的心臟病，此病多見於女性和先天身體虛弱者；二是由於血脂黏稠或血管內壁雜質和飽和脂肪酸堆積，使得心血管內徑變窄，造成心臟供血不足，此症多

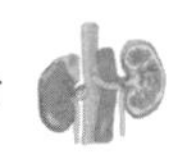

與生活習慣和飲食結構有關。

如今，快節奏的生活是影響人們壽命的一個重要因素。《黃帝內經》記載，人體經脈之氣一晝夜內運行50次，每運行一次共270息（一呼一吸為1息），所以算下來，人平均一呼一吸所需要的時間約為 6.4秒。可是，由於現代人生活節奏加快，人們一呼一吸平均只有 3.33 秒，時間縮短了近一半。過快的呼吸不利於人的長壽，會導致心跳加快，能量消耗增多，危害健康。

因此，想要養心氣，將生活節奏慢下來非常有必要。當然，上班時追求高效率無可厚非，但下班後就要學會把節奏慢下來，比如利用午休時間出去散散步，晚上回家做一些輕鬆、緩和的運動等。

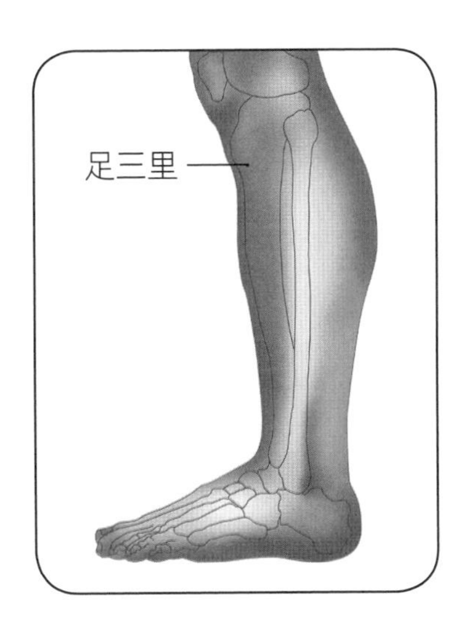

在飲食上，應該多吃葡萄、桃子等水果，有助於心氣和心陰的補養。此外，也可以配合服用養心安神片，嚴重者可在醫師指導下服用生脈飲。

另外，平時堅持按摩內關、心俞、神門、足三里等穴位，對養心氣也有好處。

十一、內關穴：治療心臟疾病的要穴

內關穴是古今中醫用來治療心臟疾病的首選要穴，按揉此穴具有「寧心安神、理氣止痛、和胃降逆」的作用。

內關穴在腕橫紋上2寸，掌長肌腱與橈側腕屈肌腱之間。

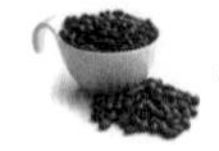

內關穴也是冠心病的日常保健穴位之一，經常按揉，可以增強心臟功能。經常按揉內關穴，對心律不齊有調節作用。此外，內關穴還有鎮靜安神的作用，可用於緩解心煩失眠、暈車等症狀。所以，每天按摩 2 分鐘內關穴，以有痠脹感為宜，對心臟非常有好處。

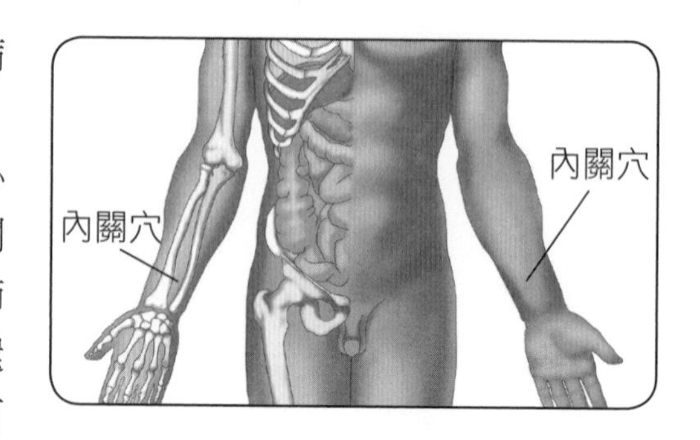

將內關穴與公孫穴一起按摩，效果會更好。公孫穴位於足內側緣第一蹠骨小頭下方，赤白肉際間。

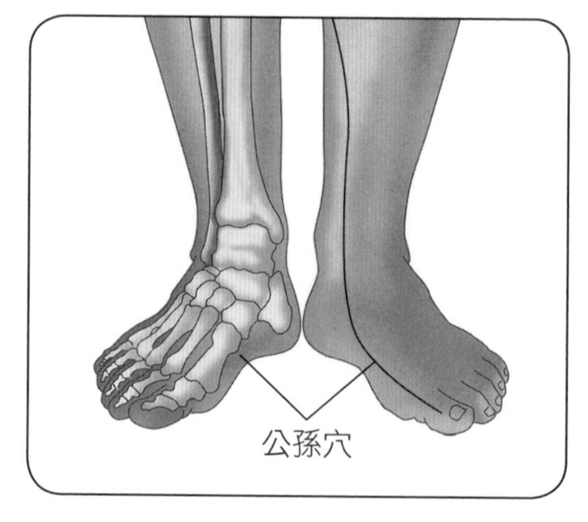

十二、駐容養顏從心開始

容顏的衰老是任何人都不願面對的事情。然而，歲月不饒人，我們能做的就是在日常生活中不間斷地養護了。

一個人的健康狀況、飲食習慣都會直接影響容顏，這些內在影響中，最關鍵的是心，因此有「養顏在於養心」的說法。

心為神所居之處，其榮華表現於面部，其充養的組織在血脈。心之神要靠氣血來充盈，氣血充足與否，都能在臉上反映出

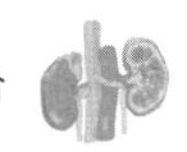

來。

由於頭面部的血脈極為豐富，如果心氣旺盛，血脈充盈，面部就紅潤有光澤；如果心氣不足，血脈虧虛，就會面色蒼白無華。

中醫強調形神俱養，健美的外形和良好的精神風貌缺一不可，形神合一，才是美的最高境界。所以說，養心怡神是重要的養顏方法。

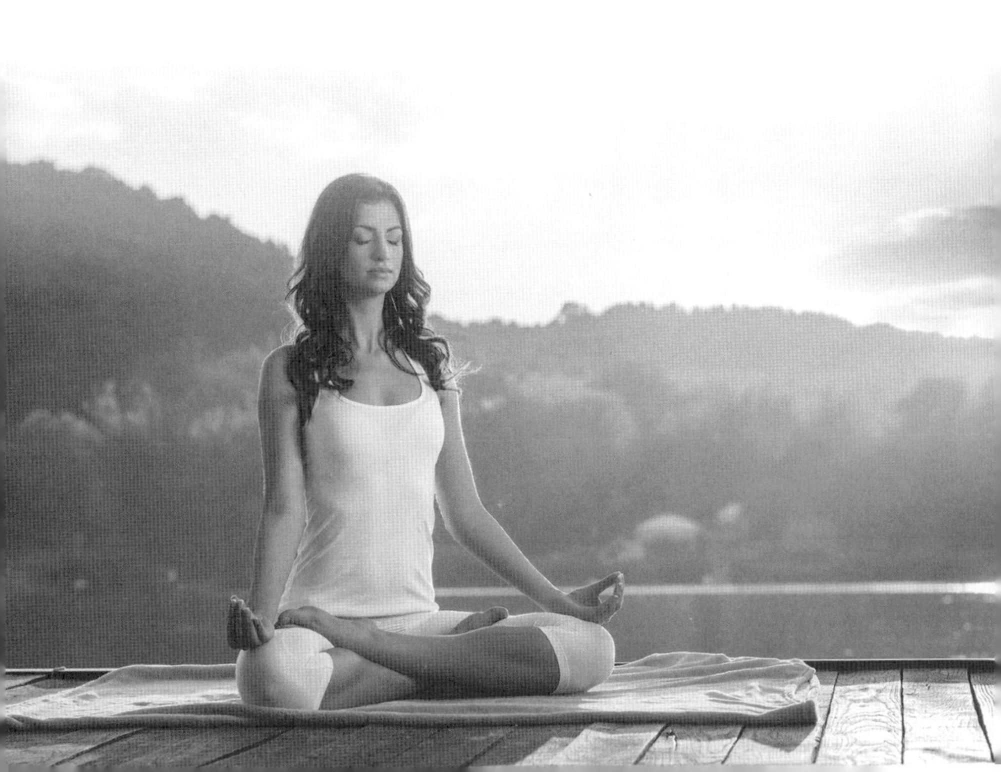

第三章

小腸，分配營養的「巧廚娘」

《千金要方》記載：「小腸者，受盛之腑也，號監倉吏。」中醫又有小腸為「受盛之官，化物出焉」的說法。由此可知，小腸猶如接受和分配營養的「巧廚娘」，主管吸納飲食水穀的精微物質，從而滿足人體對精微物質的需求。如果小腸的功能失常，疾病就會找上門來。

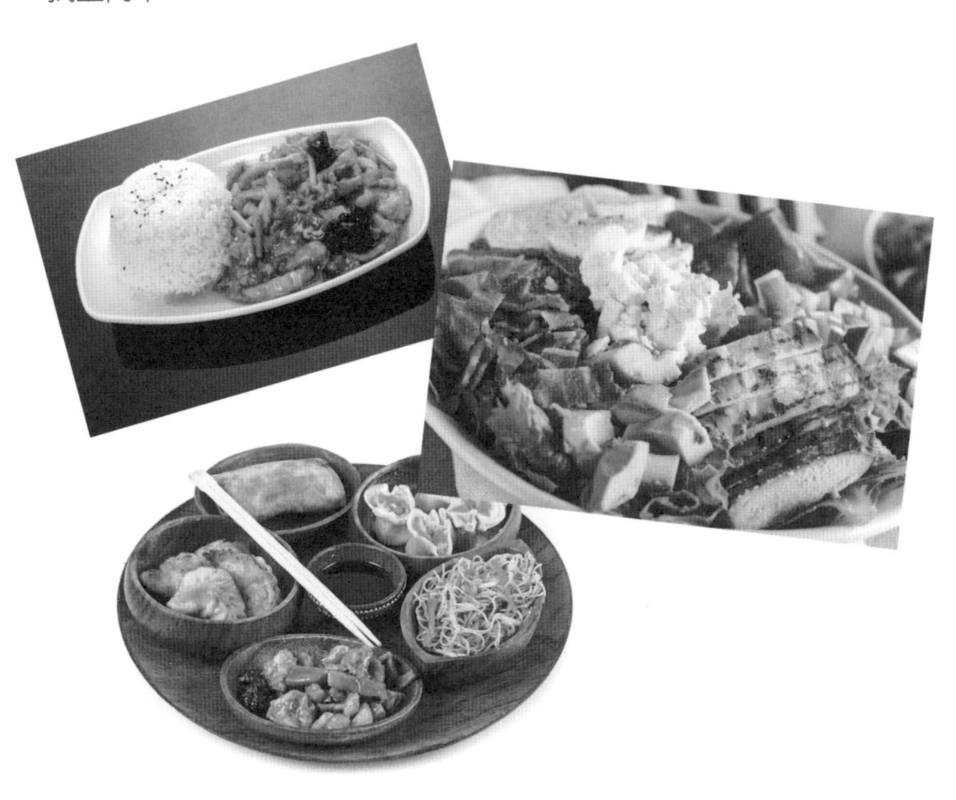

一、小腸為受盛之官

《千金要方》記載：「小腸者，受盛之府也，號監倉吏。」中醫又有小腸為「受盛之官，化物出焉」的說法。具體來說，小腸的功能有兩個：受盛化物和泌別清濁。

1 受盛化物

受盛化物是小腸主受盛和主化物功能的合稱。受盛就是小腸接受從胃部下移而來的初步消化的食物，產生容器的作用。化物，是指胃部初步消化的食物在小腸內停留的過程中，被進一步消化吸收，將水穀化為可以被身體利用的營養物質和需被排出的糟粕。

在病理上，如果受盛功能失調，傳化停止，則氣機失於通調，滯而為痛，表現為腹部疼痛等。如果化物功能失調，就會導致消化吸收障礙，表現為腹脹、腹瀉等。

2 泌別清濁

泌別清濁是指小腸對胃部初步消化的食物，在進一步消化的同時，隨之進行分別水穀精微和糟粕的過程。這一過程可以細分為分清和別濁兩個步驟。

①分清：吸收飲食中化生的水穀精微，再透過脾的升清散精作用，上輸心肺，輸佈全身，供給營養。

②別濁：將飲食中化生的糟粕形成糞便，經肛門排出體外；或是將剩餘的水分經腎的氣化作用滲入膀胱，形成尿液排出體外。

小腸泌別清濁的功能正常，則水液和糟粕各走其道，二便正

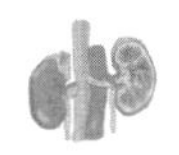

常。如果小腸功能失調，就會出現水穀混雜、便溏泄瀉等症狀。

健康指南

未時小腸泌別清濁，要吃好午餐

未時是指下午13：00～15：00，這個時間段小腸經當令。從養生的角度來看，午飯是小腸經當令的前奏，因此，建議午餐盡可能安排在 13：00 前吃完，以利於營養吸收。不僅如此，午餐在一日三餐中起承上啟下的作用，所以，午餐營養要豐富而全面。

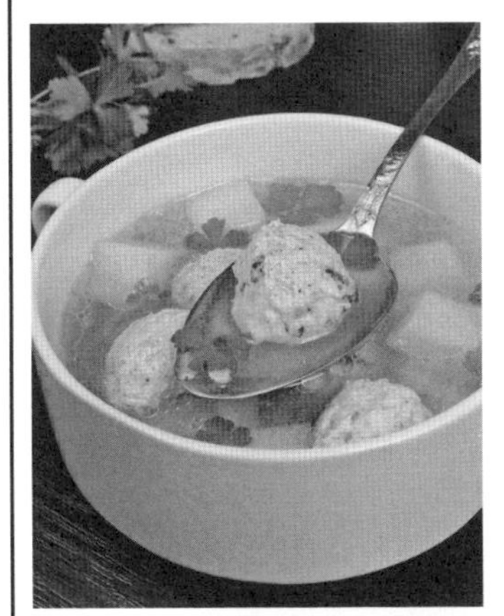

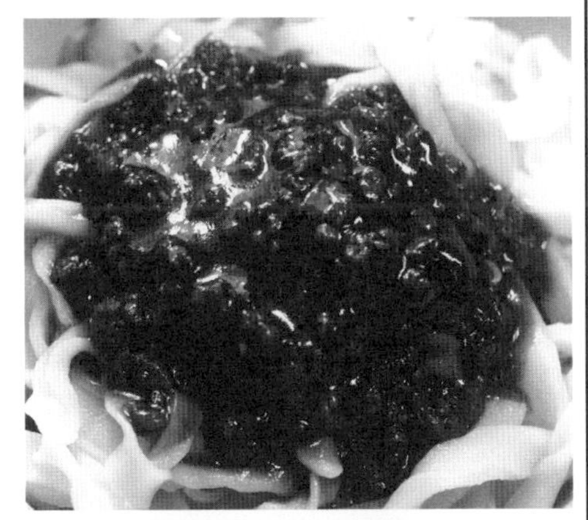

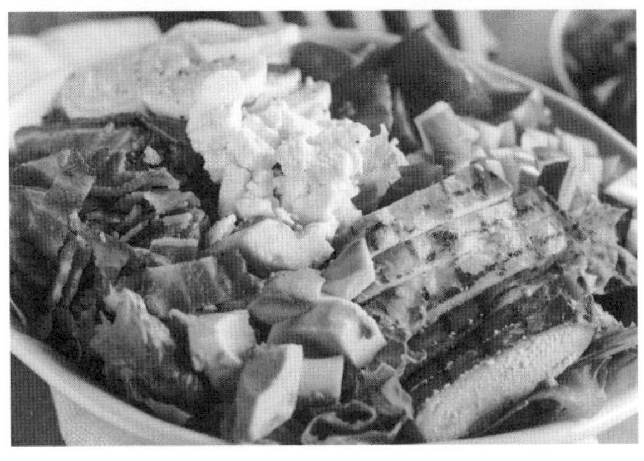

二、以肉食為主，讓小腸不堪重負

小腸主受盛化物，一方面它是一個容器，容納由胃下移而來初步消化的食物；另一方面，小腸還是一個消化器官，將停留在其中的食物進一步消化吸收，將水穀化為可以被機體利用的營養物質。

肉類富含蛋白質，當攝入量較大時，受小腸消化能力所限，蛋白質在小腸中的吸收率下降，使一些沒有被消化吸收的蛋白質進入大腸，這樣不僅增加了大腸的負擔，而且增加了肝臟和腎臟的負擔。長此以往，毒素在體內大量堆積，人體就會生病。

因此，肉食吃多了就會使腸胃消化功能呆滯，進而影響體內氣血運行。

健康指南

保護腸道要注意

①食物搭配要合理，既要有肉類，又要有蔬菜，而且要吃富含粗纖維的蔬菜。

②吃火鍋或喝酒前，先要吃一點保護腸道的飲品，如牛奶、豆漿、玉米粥等。

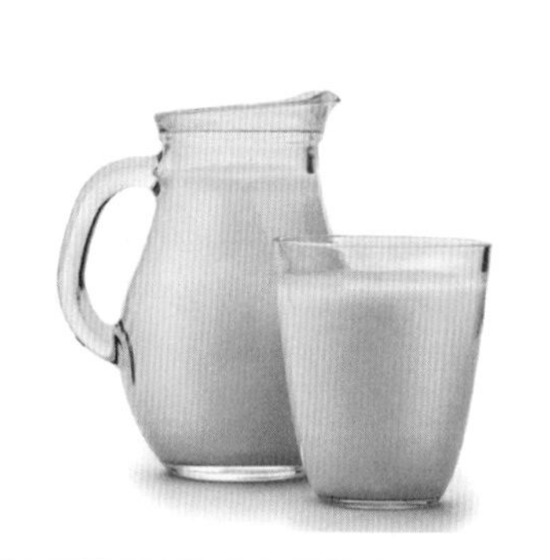

三、溫養肚臍不生病

中醫一向主張「防病勝於治病」，要想少生病，就要做好對

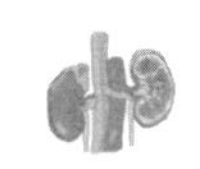

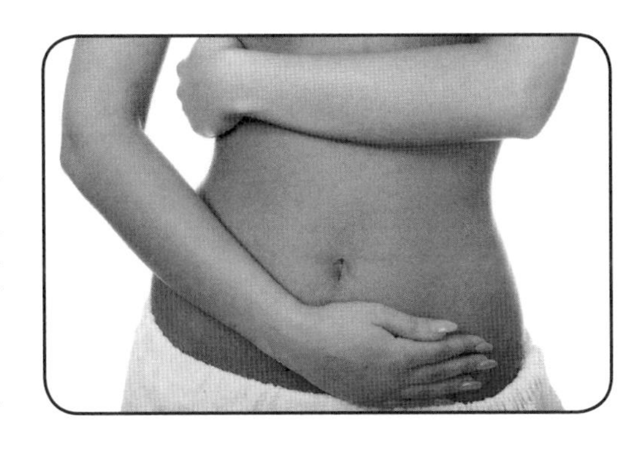

小腸的防護。防護小腸的關鍵是保護好肚臍。

肚臍就是我們常說的肚臍眼，是胎兒出生後，臍帶脫落留下的疤痕。從中醫角度來說，它是人體重要的穴位之一，稱為神闕穴。

中醫有「臍為五臟六腑之本」「元氣歸臟之根」的說法。因此，肚臍被喻為人體抵禦外邪的大門，它具有向全身輸送氣血的功能，有健脾強腎、回陽救逆、和胃理腸、消積散瘀、活血調經、行氣利水的作用。

肚臍的皮膚很薄，並且直接與筋膜腹膜相連，很容易受寒邪侵襲，是人體最怕著涼的地方，一旦著涼，就會導致人體陰陽失調而引發疾病。因此，肚臍需溫養。透過對肚臍的溫養，往下可以溫腎，往上可以潤養五臟。

溫養肚臍需要我們在生活細節中多加注意。如今，許多年輕女性喜歡穿露臍裝這種穿衣習慣雖然時尚前衛，但是也給了風寒濕邪入侵的機會，得不償失。如果正值經期的女性長期這樣穿著，最易因受涼而使盆腔血管收縮，時間長了會引起痛經、經期延長、月經不調等。此外，睡眠時也要注意臍部的保暖，以免引起腹瀉或感冒。

臍部作為人體的重要穴位之一，還要經常揉按，這樣做不但可以健腦、補腎、幫助消化、安神氣利大小便，加強肝臟、腎臟的新陳代謝，還能使人體氣血旺盛，對五臟六腑的功能有促進和調整作用，從而可提高人體對疾病的抵抗能力。

按摩臍部的具體方法如下：仰臥，兩腿弓起，先以右掌心按於臍部，左掌放於右手背上，順時針輕輕按摩36圈。然後，換左掌心按於臍部，右掌放於左手背上，逆時針輕輕按摩36圈。

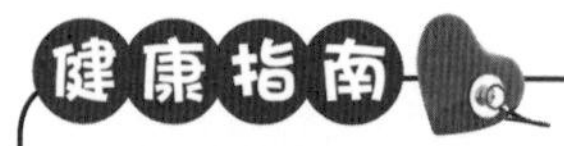

養護腸道的妙招

當腸胃出現問題時，透過藥熨、艾灸等方式刺激神闕穴，可以調節人體神經系統及內分泌功能，產生扶正祛病、提高免疫力的作用。具體可以按照以下方法進行操作。

方法一：手持點燃的艾條，距離神闕穴2公分，上下晃動施灸。每次灸15分鐘，每日或隔日1次。

方法二：取一塊薑片，厚約2公分，將艾絨放在上面。取仰臥位，將薑片放在神闕穴上，用香點燃艾絨，施行隔薑灸。每次灸15分鐘，每日或隔日1次。

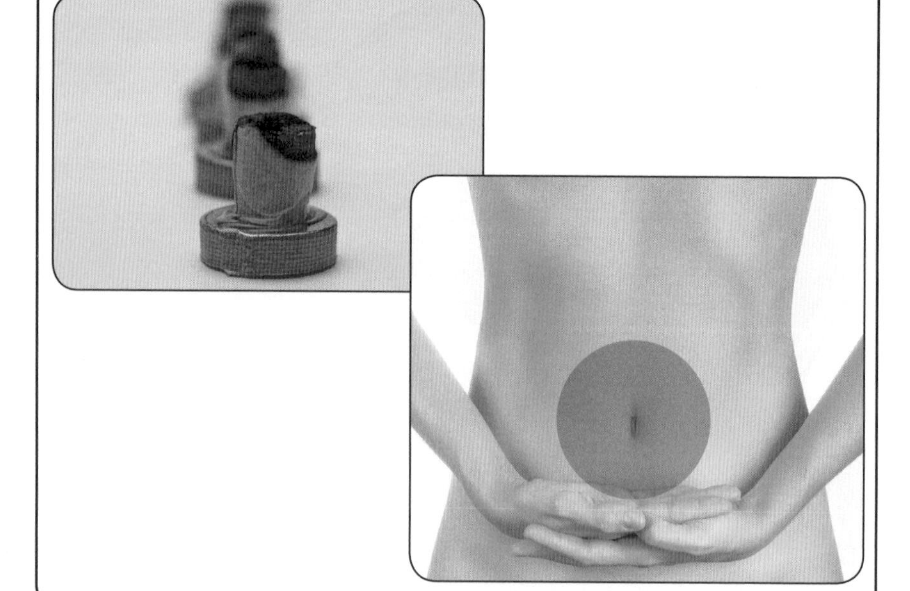

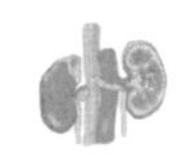

四、消除黃褐斑，從養護小腸開始

黃褐斑是一種常見的發生於面部的後天性色素沉著過度性皮膚病，男女均可發病，多見於中青年婦女。民間俗稱為「肝斑」「黑斑」「蝴蝶斑」，屬於中醫學「黧黑斑」「面塵」的範疇。

陰陽失調是黃褐斑產生的原因之一。如果人體的陰陽處在一個動態的平衡狀態中，人體就不會出現疾病。一旦這種平衡狀態被破壞，產生陰虛，體內的各種津液缺乏，血液黏稠度升高，流動不暢，血滯於經絡，就會引起黃褐斑。

如果小腸功能良好，人體內的垃圾就能及時代謝出體外，沒有毒素在身體內堆積，小腸就不會吸收到，自然不會經由經絡和氣血反映到臉上。反之，一旦陰陽失調，人體內分泌紊亂，氣血運行不暢，經絡不通，就會導致氣滯血瘀，反映在面部上就會出現黃褐斑。

要想消除黃褐斑，可以從小腸開始施治，透過艾灸以下穴位，疏通經絡，令氣血暢通，從而達到潤膚美容的功效。

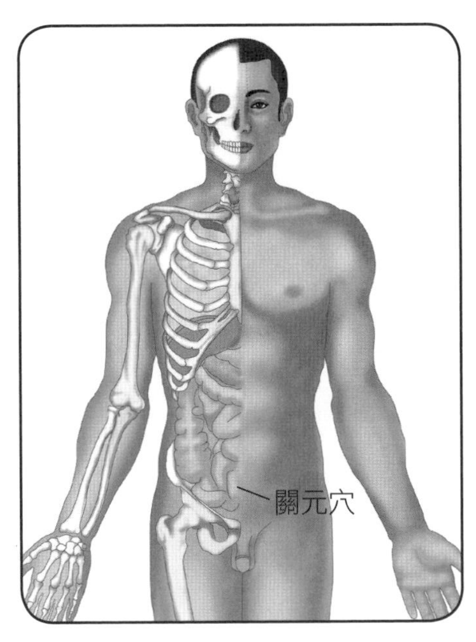

1 灸關元穴

關元穴為小腸的募穴，在肚臍下三寸處，腹正中線上。艾灸此穴可以溫潤氣血，調節內分泌。

2 灸腎俞穴

腎俞穴位於第二腰椎棘突下，旁開 1.5 寸處，灸此穴可以調整全身的血脈。

3 灸足三里穴

足三里穴位於膝眼外下四橫指，脛骨前緣外一橫指處。灸此穴可強健機體，改善機體對營養成分的吸收。

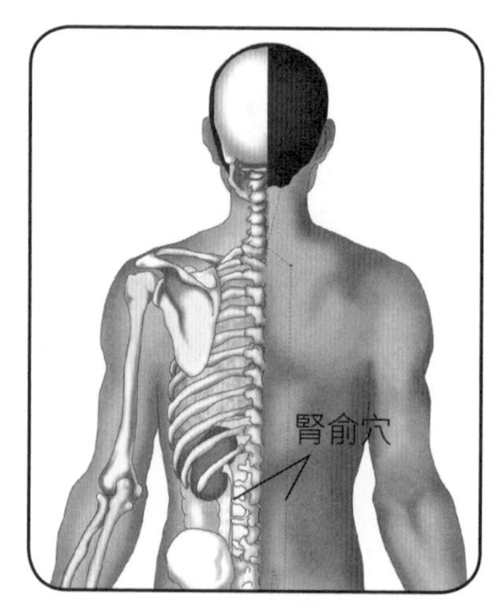

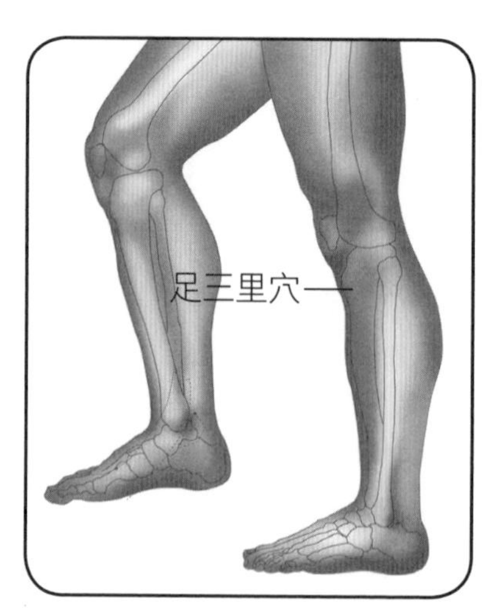

以上幾個穴位每天施灸15分鐘，10天為一個療程，堅持一段時間就可以見效。

五、「小腸經的穴位是最好的「按摩師」

小腸經全稱為手太陽小腸經，為十二經脈之一。經常按摩小腸經可以治療很多疾病。

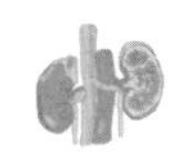

1 治嗓子疼痛

心與小腸相表裡，在生理上，心血滋養小腸，小腸吸收水穀精微可以化生心血，二者存在著相互依存的關係。在病理上，如果心有火，可向下移於小腸，引起尿少、尿熱赤、尿痛等症；反之，如果小腸有火，也可以循經脈上行於心，可生心煩、口舌生瘡等症。

按揉小腸經上的前谷穴和後溪穴，對治療嗓子疼有特效。前谷穴位於手掌尺側，第五掌指關節前尺側，掌指橫紋凹陷處，握拳取穴。

後溪穴在手掌尺側，第五掌指關節後尺側，指橫紋頭赤白肉際間。

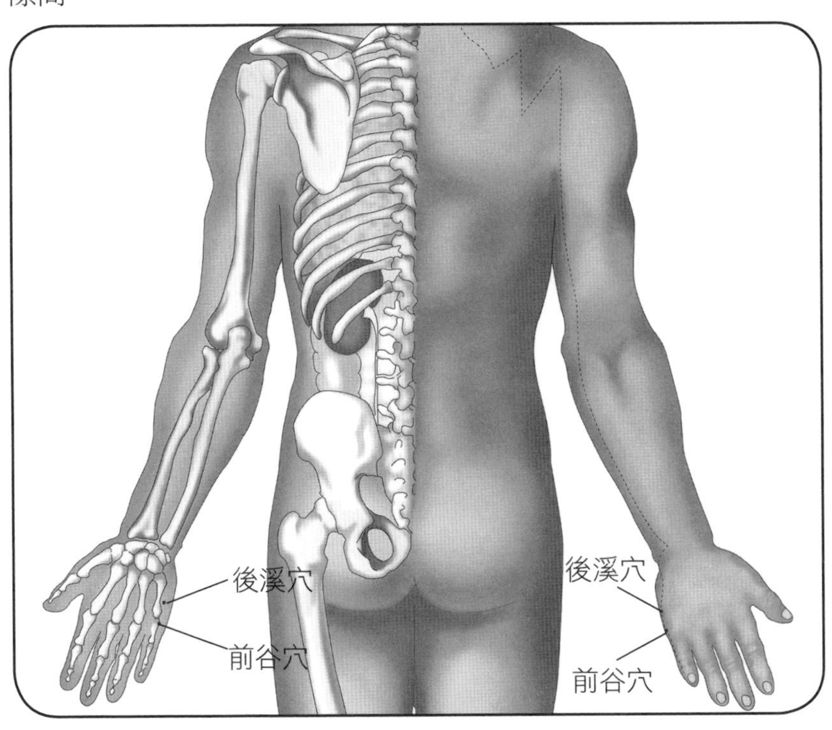

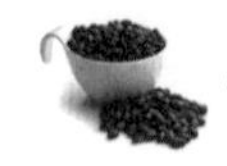

2 治肩周炎

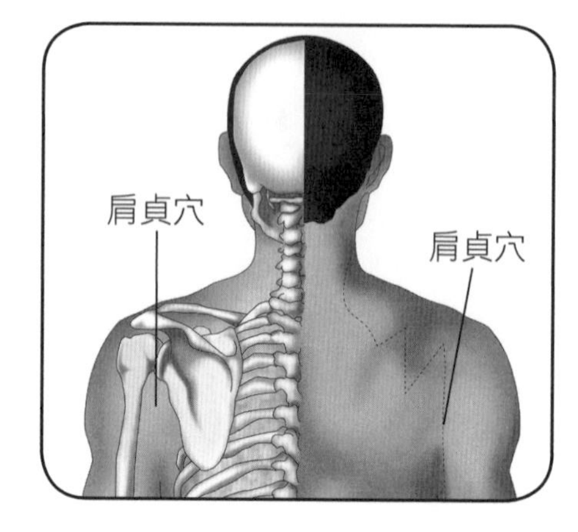

肩周炎是西醫名稱，類似於中醫的「凍肩」「痺證」。中醫認為，此病多由風寒濕邪侵襲，留駐經絡關節，閉阻氣血所致。

小腸經在肩膀上的肩貞穴就可治療肩周炎，經常按揉此穴，能產生緩解疼痛的作用。肩貞穴位於肩關節後下方，臂內收時，腋後紋頭上1寸。

3 治落枕

落枕或稱「失枕」，是一種常見病，好發於青壯年，以冬春季多見。落枕常見發病經過是入睡前並無任何症狀，晨起後卻感到項背部明顯酸痛，頸部活動受限。

落枕穴所處的位置在手三陽經（手陽明大腸經，手太陽小腸經，手少陽三焦經）之間，按摩此穴可激發三陽經經氣，舒經活血，通絡止痛，尤其對落枕療效顯著。

落枕穴位於手背側，當第二、三掌骨之間，掌指關節後約0.5寸。

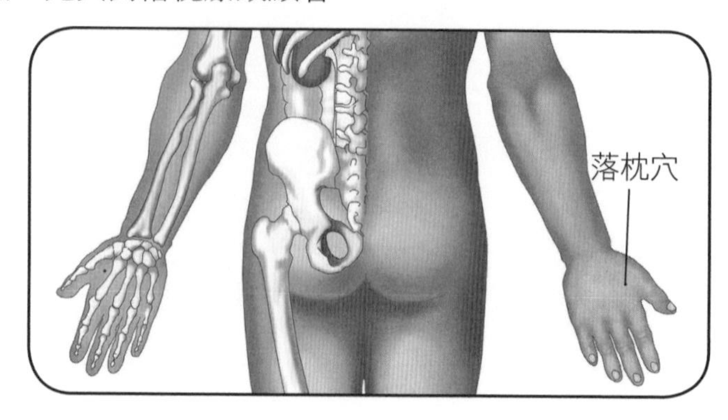

第四章

肝為身體之「將軍」，肝好則身體棒

《黃帝內經》將肝比喻為身體的「將軍之官」，我們都知道，在戰場上，衝鋒陷陣是大將軍的職責所在，肝臟作為守護人體各部位的「大將軍」，自然肩著重大使命——化解血液中各種意圖侵犯人體的毒素以及承擔情緒上的種種壓力，沒沒無聞地為人體健康做貢獻。所以，要想長壽，養肝不可忽視。

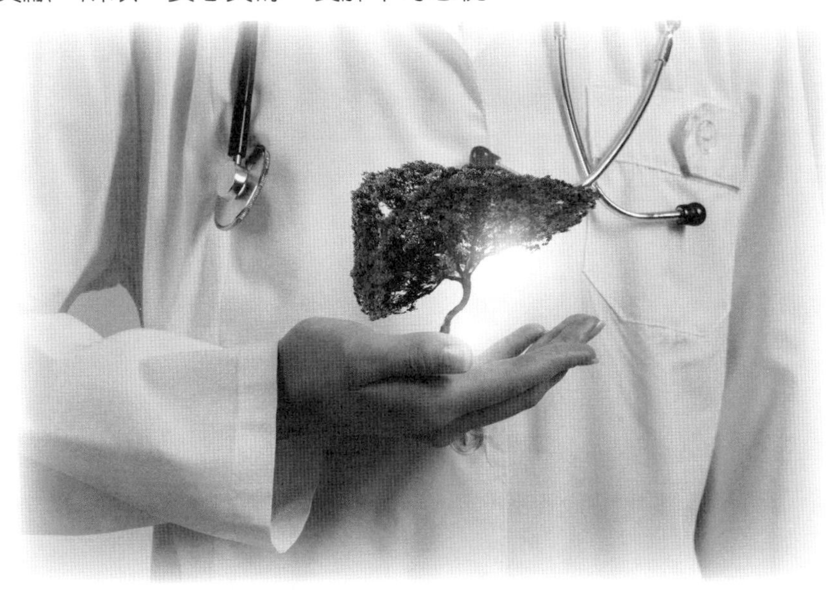

一、肝為「將軍之官」，藏血疏泄都靠它

《黃帝內經．素問》中指出：「肝者，將軍之官，謀慮出

焉。」意思是肝是主管人體的「大將軍」，謀慮和決斷皆由此而出。

中醫認為，心主血、肝藏血。肝具有儲藏血液、防止出血和調節血量的作用。當人體休息或情緒穩定時，身體的需血量相對穩定，多餘的血液就會儲藏在肝內；當人體活動或情緒激動時，身體的需血量就會增加，肝便將其所藏血液向外周輸送，以供應人體的需要。當肝血不足時，就會出現病症。

除此之外，肝還具有疏泄的功能。具體表現為：調節精神情志，促進消化吸收，維持氣血運行，調節水液代謝以及生殖功能等五個方面。如果肝的疏泄功能失常，就會引起肝氣鬱滯，表現為情志不暢、胸脅脹滿疼痛、氣血逆亂、痰飲、水腫，女性還會出現月經不調等症狀，久之還會化火犯胃，影響脾胃功能。

健康指南

蛋白質能修復肝臟

雞蛋、豆腐、牛奶、魚、雞肉、芝麻、松子等高蛋白、低熱量的食物，是肝臟的最愛。這些食物中富含的蛋白質就像肝臟的「維修工」，能產生修復肝細胞、促進肝細胞再生的作用。醫學專家指出，正常人每天攝取的優質蛋白應該多於90克，對於肝功能受到損害或減弱的人來說，適當多吃高蛋白的食物更有利於肝臟恢復健康，防止其進一步受到傷害。

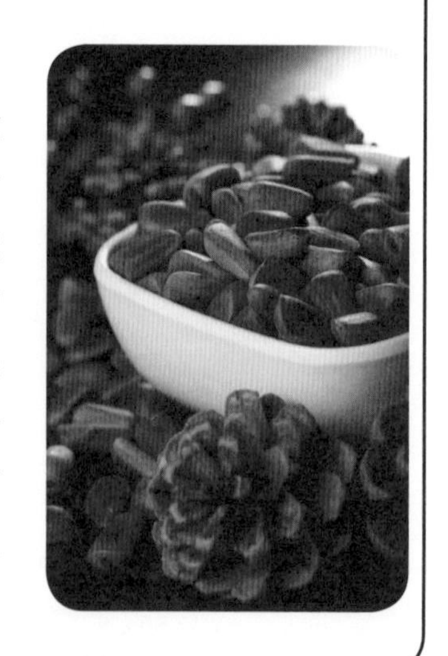

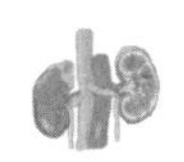

二、從身體窺探肝的健康狀態

肝是五臟之一，其功能失常，從身體的許多部位都能反映出來。日常生活中，我們要時常關注自己的身體，留意其異常變化，便能及早知道肝是否出了問題，從而採取應對措施。

1 眼睛乾澀

肝開竅於目，肝在肝經上與雙目相連，肝血對眼睛有滋養的作用。因此，人的視力有賴於肝氣之疏泄和肝血的營養。有的人長時間工作後，會感到眼睛痠脹、乾澀或困乏，其實，這是肝血不足的表現。可以說，肝是明目的泉源，如果肝不好，受到抑制，其分泌的血液和陰津減少，就會使眼睛得不到滋養，感覺到乾澀。

2 面色無華

肝開竅於目，其華在爪。這裡的「爪」指手指甲和腳趾甲，它們都需要肝的濡養。肝血充足，則爪甲紅潤、堅韌；肝血不足，則爪甲枯槁、軟薄，或凹陷變形。

肝具有調暢人體氣機、儲存血液、調節血量的功能，肝所藏之血靠肝的疏泄功能推動運行才不會瘀滯。如果肝血不足，肌膚失養，就會表現出面色無華肌膚乾澀。

3 黃褐斑

長在面頰部的黃褐斑是肝膽瘀滯堵塞三焦經所致。所以，當臉上出現黃褐斑時，就要關注自己的肝臟了。

4 爪甲枯槁或變形

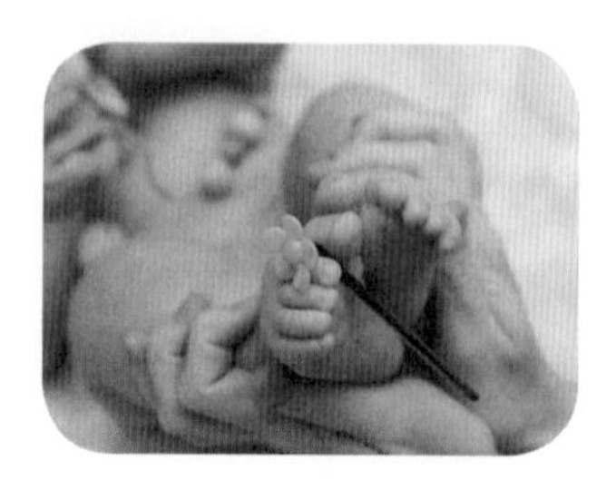

肝開竅於目，其華在爪。這裡的「爪」指手指甲和腳趾甲，它們都需要肝血的濡養。肝血充足，則爪甲紅潤、堅韌；肝血不足，則爪甲枯槁、軟薄，或凹陷變形。

三、春季養肝，以食為先

春天，人體的陽氣向上生發，毛孔逐漸舒展，新陳代謝旺盛。肝在四季中對應春季，肝氣易於升發、調暢。因此，春天把肝調養好了，陽氣的運行就會進入有序狀態，為一年的健康打下基礎。

春季養肝，以食為先，在飲食上要把握「宜清淡、化濕、養陰，慎溫補，多吃豆類」的原則。

肝在五色中對應青色，中醫裡所說的青色就是綠色。因此，春天應該多吃一些綠色蔬菜，不僅能滋陰潤燥、舒肝養血，而且對膽和眼睛也有益處。此外，青色食物還能減輕和消除各種毒素對人體健康的損害，有助於促進新陳代謝和消疲勞，最終提高人體的免疫力。常見的青色食物有：韭菜、花椰菜、竹筍、絲瓜、黃瓜、毛豆、海帶、菠菜、芹菜、青椒、橄欖等。

唐代醫家孫思邈指出：「春日宜省酸增甘，以養脾氣。」肝屬木，脾屬土，木土相克，即肝氣旺容易傷脾，影響脾的消化吸收功能。春季肝氣旺，如果吃酸味食物較多，就會使本來就旺的肝氣更旺，從而損傷脾胃，因此要「省酸增甘」。

另外，春暖花開的季節，一些慢性病患者尤其是慢性肝炎患

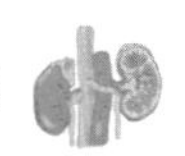

者，在食用某些食物後會突然發病，這些食物就是我們常說的「發物」。

在中醫裡，發物是指動風生痰、發毒助火、助邪生濕之品，它容易誘發老病，加重新病。春天是「百草發芽，百病發作」的季節，在飲食上，肝病患者不宜食用發物，常見的發物有魚、蝦、牛羊肉、香椿、香菜等。

健康指南

常吃紅棗，保護肝臟

紅棗不僅是大家喜愛的一種食物，也是一味常用的中藥。從中醫的角度來說，紅棗性溫、味甘，古人很早就用它養肝排毒了。紅棗具有補脾益氣、養血安神、解毒養肝、緩和藥性等功效。

三、三款春季養肝粥

春季肝氣升發，容易傷害脾氣，甘味食物入脾，可產生未病先防的作用。這裡列舉三款春季養肝粥，大家可以對證選擇。

1 芹菜粥

芹菜150克，米100克。將芹菜連根清洗乾淨，加水熬煮10分鐘，取汁，與米同煮成粥。春季肝陽易動，常使人頭疼上火、眩暈目赤，有此症狀者或中老年人，常食芹菜粥，對調養肝臟、

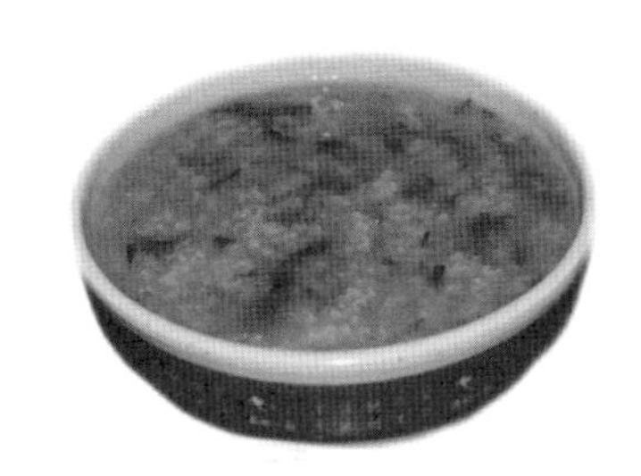

降低血壓、減少煩躁有一定作用。

2 菠菜粥

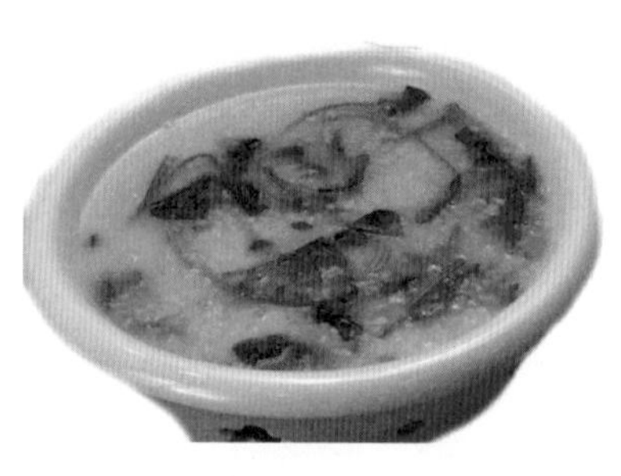

菠菜250克，米250克，食鹽、味精適量。將菠菜清洗乾淨，在開水中燙一下，切段；米淘洗乾淨，放入鍋中煮成粥，加入菠菜，繼續熬煮2分鐘，加入食鹽和味精即成。菠菜粥對肝陰不足引起的高血壓、頭痛目眩、貧血、糖尿病等有較好的治療作用。

3 桑葚粥

桑葚30克（或鮮桑葚60克），糯米60克，冰糖適量。將桑葚清洗乾淨，與糯米同煮，煮熟後加入冰糖即成。桑葚粥具有滋補肝陰、養血明目的功效。

健康指南

維生素A可抗肝癌

研究證實，維生素A能保護肝臟，阻止和抑制肝臟中癌細胞的增生。它能使正常組織恢復功能，還能幫助化療患者降低癌症的復發率。富含維生素 A的食物有番茄、胡蘿蔔、菠菜、動物肝臟、魚肝油及乳製品等。

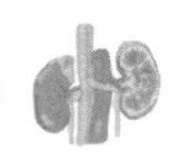

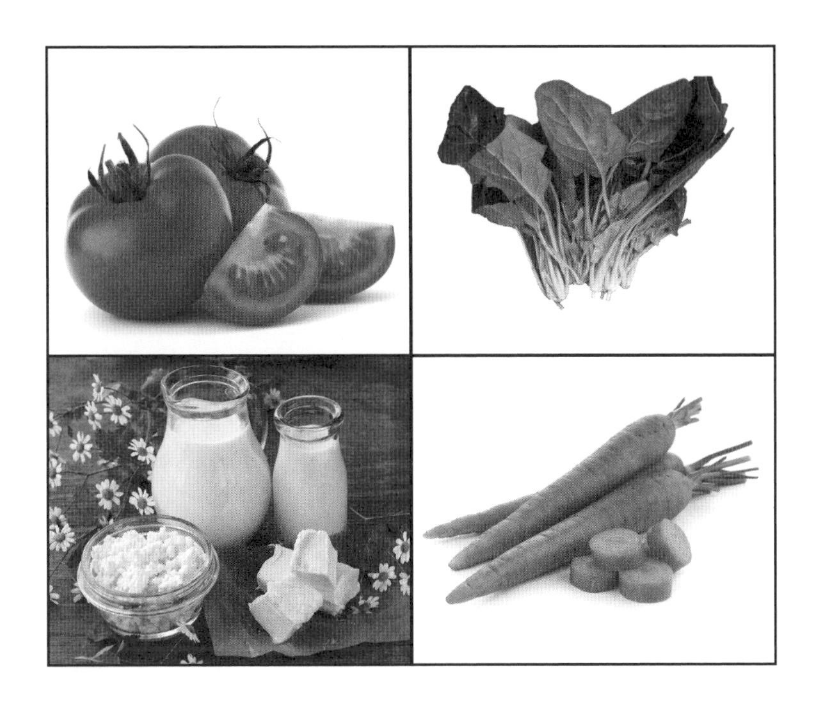

五、適量飲酒可舒暢肝氣

酒有多種，其性味、功效大同小異。一般來說，酒性溫而味辛，溫者能祛寒、疏導，辛者能發散、疏導，所以，酒既能疏通經脈、行氣和血、疏痹散結、溫祛寒，又能疏肝解鬱；而且，酒為穀物釀造之精華，還可以補益腸胃。

中醫認為，肝藏血，主疏泄，適量飲酒可以舒暢肝氣，但大量飲酒或酗酒就會損傷肝的陰血。因此，要達到養生的目的，飲酒需注意以下幾點。

1 飲藥酒需謹慎

中醫認為，飲酒養生適用於年老者、陽氣不振者、氣血運行遲緩者，以及體內有寒氣、有瘀滯者。這裡是就單純的酒而言的，不是指藥酒。

藥酒根據所用的藥物不同而具有不同的功效，因而不可一概用之。有關專家指出，有寒者用酒易溫，有熱者用酒易清；體虛者用補酒，血脈不通者則用行氣活血的藥酒。所以，用藥酒養生，最好在醫生的指導下進行。

2 適量飲酒

適量飲酒對養生至關重要。飲酒量過多，則損害身體；飲酒量太少，則等於沒飲，不能產生到養生的作用。究竟飲多少量合適，沒有統一的標準。這要根據飲的是哪種酒、飲用者體質狀況等因素綜合分析，方能確定飲酒的量。對此，有意酒養生者最好諮詢相關醫生，否則難以達到養生的目的。

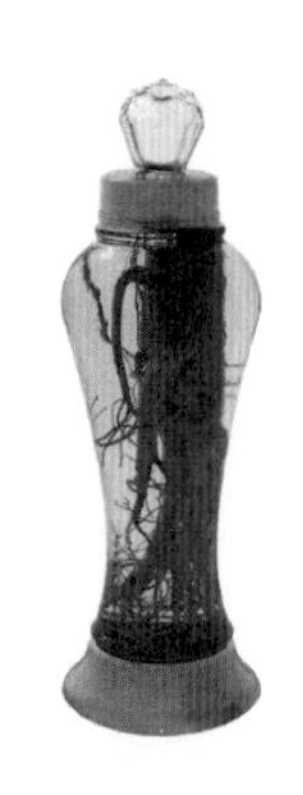

3 晚上勿飲

白天人體代謝旺盛，肝功能強大，能順利地將進入體內的有害物質透過尿液、汗水排出體外。而夜間，勞累了一天的身體器官都慢慢地進入休息狀態，功能降低，代謝較為緩慢，導致有害物質積蓄於肝臟，日久天長，就會嚴重影響健康，致使肝炎、肝硬化甚至肝癌的發生。因此，晚上盡量不飲酒。

4 空腹勿飲

中國有句古語叫「空腹盛怒，切勿飲酒」，認為飲酒必佐佳

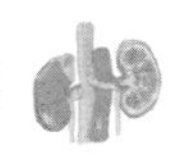

餚。唐代醫家孫思邈《千金食治》中也提醒人們忌空腹飲酒。因為酒進入人體後，乙醇是靠肝臟分解的，肝臟在分解過程中又需要各種維生素來維持和輔助，如果此時胃腸中空無食物，乙醇最易被迅速吸收，造成肌理失調、肝臟受損。因此，飲酒時應佐以營養價值比較高的菜肴、水果。

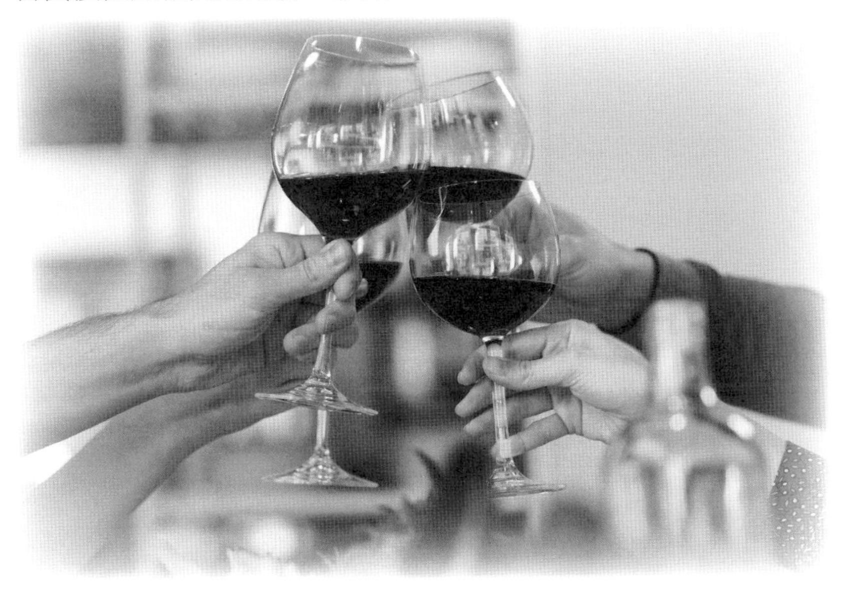

六、養肝護目，每天一杯菊花茶

肝開竅於目，這裡的「目」指眼睛。中醫認為，眼睛需要依賴肝之陰血的濡養，而肝的經脈又上行於目，眼睛得氣血、津液之濡養，所以能視物。因此，肝的功能正常與否，透過眼睛就能反映出來。

如果肝血不足，會出現視物模糊、夜盲等症狀；如果肝陰虛損，視力就會減退，容易乾澀；如果肝火上炎，眼睛會紅腫。如果肝血充足，就可以養眼。因此，養眼的關鍵是養肝，只有肝之氣血健旺，才能養出明眸美目。

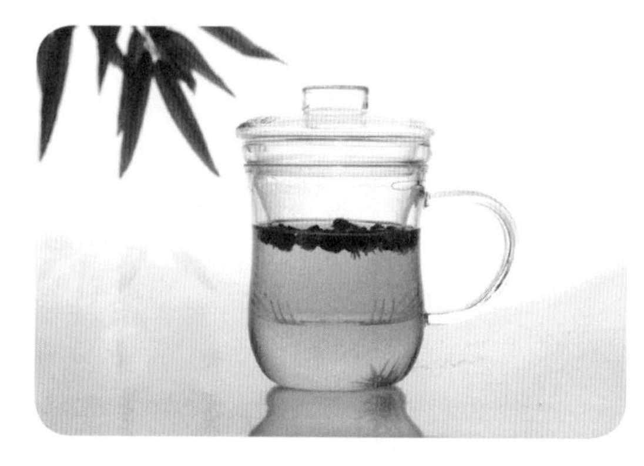

隨著生活節奏的加快，電視、電腦、智慧手機的普及，人們使用眼睛的時間不斷延長，再加上自然生態環境的惡化等因素，視覺疲勞已經成為臨床常見症狀。

所以，當眼睛感到疲勞時，給自己泡一杯菊花茶，以蒸汽熏眼，2～3分鐘後，即可消除眼部疲勞。當然，飲菊花茶也能產生養肝明目的作用。

七、丑時深睡，養肝又排毒

《黃帝內經》記載：「臥則血歸於肝。」就是說人在睡眠時，體內多餘的血液要回流到肝中儲藏，以養肝陰。因此，養肝的最佳方式就是每天保證充足的睡眠。在一天的時間裡，丑時這個時段的睡眠最為重要。

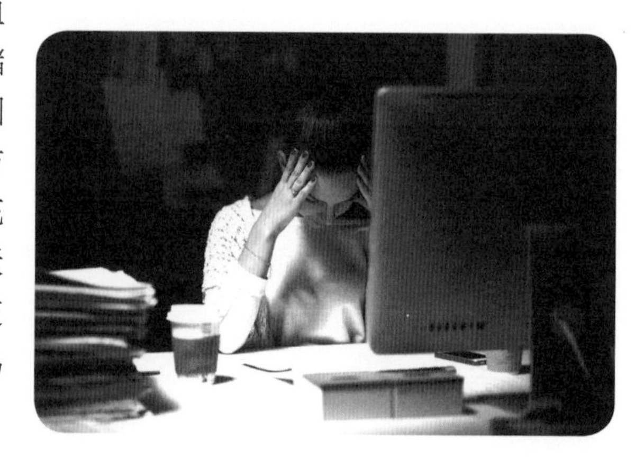

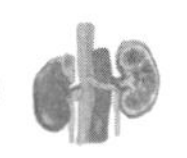

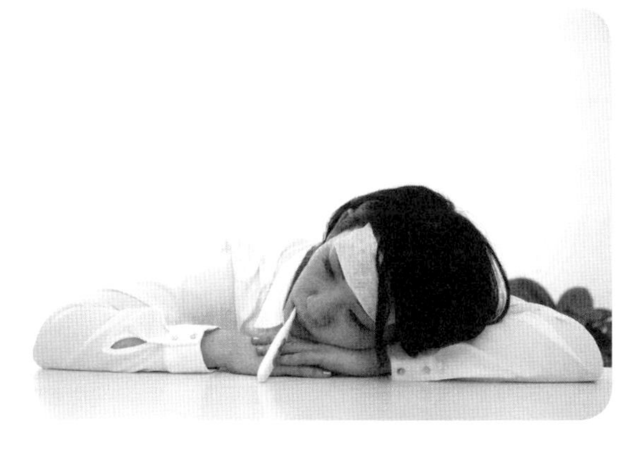

丑時是指凌晨1：00～3：00，這個時段肝經當令，也就是肝經運行的時間。肝臟主解毒，全身的血液回流肝臟，血液中的毒素被清除。此時只有當身體進入睡眠狀態，才最有利於肝臟對血液的淨化。

因此，為了給肝創造一個良好的工作環境，我們需要在丑時熟睡。只要熟睡就可以養肝護膽，健康排毒。

有的人屬於「夜貓子」，常在深夜活動，這種人一般免疫力較差，情緒容易激動，性情抑鬱沉悶，而且常失眠多夢。除此之外，丑時不睡覺還會錯過脊髓造血的最佳時段，長期如此，容易患貧血。

八、辦公室簡易養肝健身法

如今，人們不僅透過電腦辦公，還透過電腦與外界溝通交流，了解外界的資訊變化。電腦確實讓人們的生活變得更加便捷，但同時人們的健康問題也越來越令人擔憂。

經常對著電腦最傷肝。這是因為經常對著電腦螢幕，眼睛一整天也得不到休息，就會導致肝中氣血過度耗損。時間長了，肝中氣血就呈現虧虛狀態。肝中氣血虧虛，肝失所養，自然就會出現諸多健康問題。

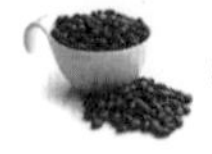

諸如眼睛乾澀、疼痛、渾身乏力等，都是肝中氣血虧虛的典型症狀表現。

再者就是我們長時間坐著，不起來活動，會導致氣血瘀滯。氣血是維持人體生命活力的最基本物質，氣血失和會導致多種疾病。為此，只有讓身體動起來，才能增強肝的生理功能，以補肝血，促進肝主疏泄的功能。肝血充盈，肝氣正常疏泄，則身心就能健康。為此，建議辦公室一族，不要經常對著電腦，最好抽出時間進行適當運動，舒筋活絡，促進氣血的循行，維持臟腑的正常生理功能。

下面介紹幾種辦公室養肝健身操，希望能幫助辦公室一族緩解壓力，放鬆身心。

1 健身操一

曲肘，將小臂放到身體前面，拳心相對。肩膀由後向前轉圈，注意肩膀朝後移動時，胸脯就往前擴張，做2分鐘。肩膀再由前向後轉圈，做2分鐘。然後放下兩臂，做聳肩動作。聳肩時，頭部要盡可能地向上延伸，手臂要盡可能地向下延伸，做2分鐘。

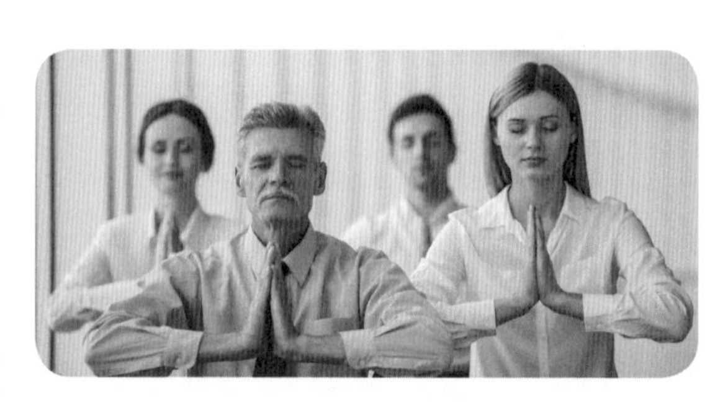

2 健身操二

身體直立，兩腿分開，與肩同寬，雙手側平舉。頭部輕柔地向右側傾斜，將右耳輕放於右肩上，在這個過程中吸氣，保持一會兒，吐氣，恢復到起始狀態。然後，再將頭部輕柔地向左側傾

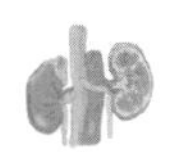

斜，在這個過程中吸氣，保持一會兒，吐氣，恢復到起始狀態，可做3～5分鐘。經常練習此動作，不僅有助於養肝，還能預防頸椎病。

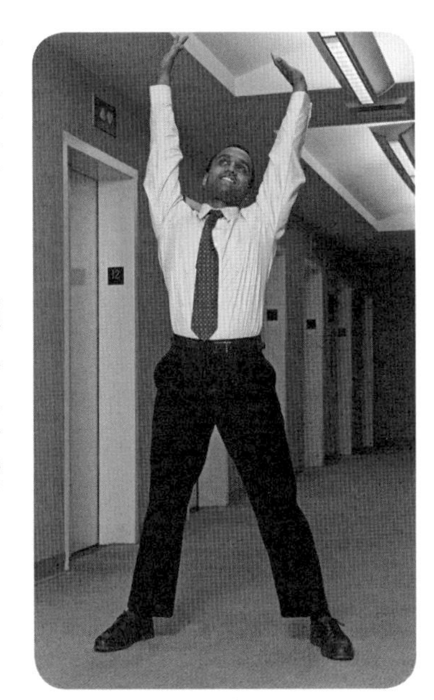

上述運動方法都比較簡單，適宜在辦公室練習。總之，辦公室一族一定要讓自己的身體動起來，這樣才可能增強體質，預防疾病發生。

九、增加握力，積蓄肝氣

民間有「握力好的老人肝氣足、易長壽」的說法，這裡有一定的科學道理。中醫認為，肝主筋，而筋的彈性又決定了肝氣是否充盈。所以，要想積蓄肝氣，鍛鍊握力很有必要。

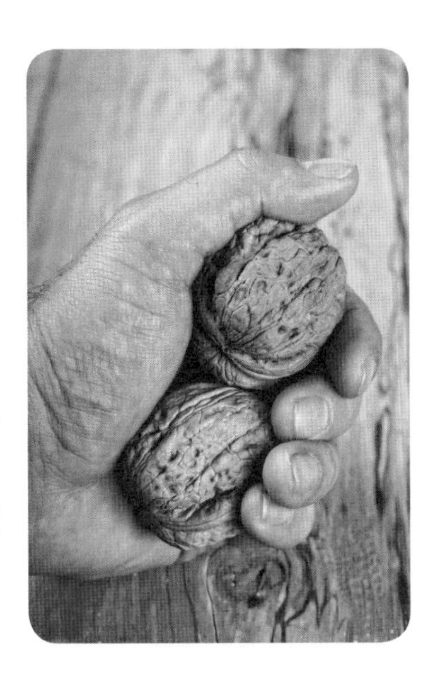

鍛鍊握力的方法有很多，但沒必要動用專業的運動器械，以下三種方法簡單實用，值得借鑒。

（1）手裡放兩個核桃，空閒時順時針或逆時針旋轉。

（2）雙手互握，掌心相向，

持續用力，每天堅持做10分鐘。

（3）雙手十指相對，互相敲擊。這種方法不僅可以刺激手指上的穴位，而且能鍛鍊手的靈活性，也有益於增強肝臟功能。尤其是經常手腳冰涼的人，一定要經常十指相敲，這樣血脈就可以通達至四肢末梢。

以上三種方法可以任選其一，持續一段時間後，握力就會逐漸增加，肝氣會由此得到提升。

十、常揉「地筋」，對肝臟有益

中醫認為，許多病症的治療或養生都可以遵循從筋論治的原則。《黃帝內經》中指出，「肝主筋」，這句話道出了調理筋對肝臟有好處。筋是人身體上的韌帶、肌腱部分。筋的張弛決定了全身肌肉關節的運動。人之所以能運動，全賴有筋存在。筋必須得到充分的營養供應，才能運動自如。

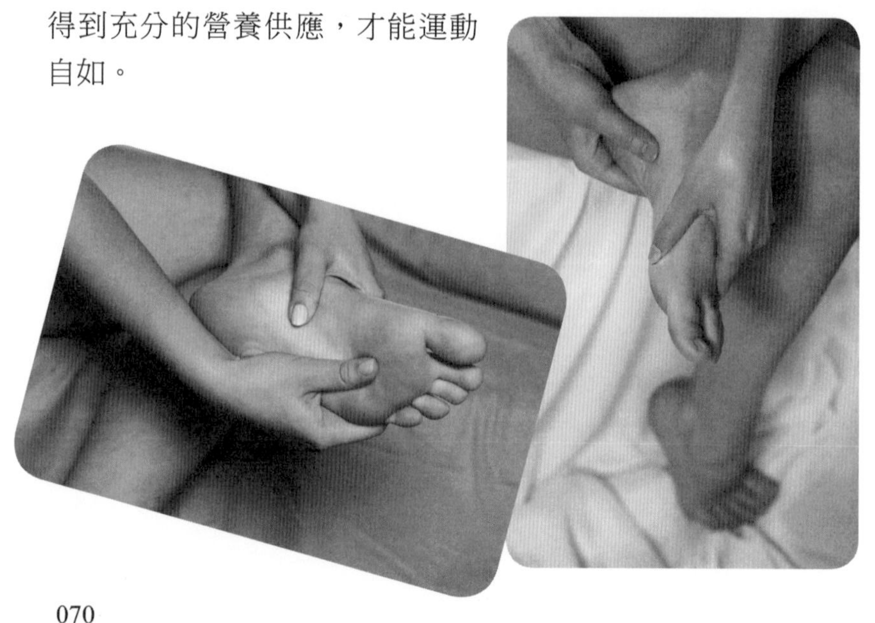

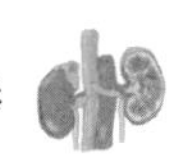

中醫指出，筋是肝的精氣所聚，肝藏血，血養筋。如果肝血充足，則筋脈得以滋養，筋健力強，四肢關節便靈活自如。

中醫理論認為，「天筋藏於目，地筋隱於足」。藏於目的天筋，一般人難於下手去鍛鍊；隱於足的地筋，我們卻可以把它找出來。

地筋是藏在足底的一條筋，取坐位，將腳底朝上，大腳趾向上翹起，就會發現有一條硬筋從腳底浮現出來，這就是地筋。這條筋循行於肝經上，堅持按摩這條筋，就能產生神奇的養肝功效。

揉搓時，每次108下，左右腳交替進行。如果能把地筋揉軟，揉至不痛，一定會取得意想不到的效果。肝臟不好、各類關節疼痛的人經常按摩此筋，也會收到神奇的功效。

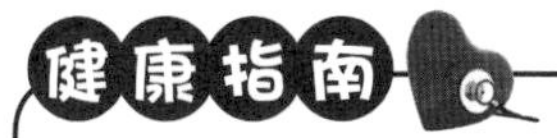

肝病的特效穴位——太沖穴

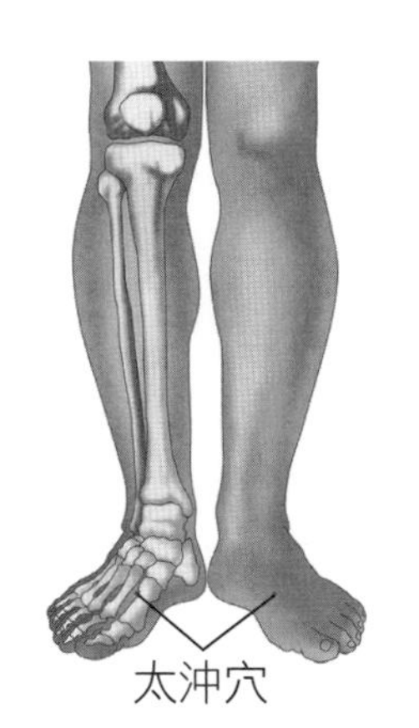

太沖穴是治療各種肝病的特效穴位，也是肝經上最重要的穴位之一。太沖穴位於足背，第一、二蹠骨結合部之前凹陷中。經常按揉此穴位能平肝清熱、降血壓，對女性月經不調也有療效。

例如，女性月經不規律，月經顏色深紅，伴有血塊，經前幾天腰痠腿軟，特別煩躁，想發無名火，在中醫來講，這就是肝的問題。針對這種情況，在月經來臨前一週左右每天晚上19：00～21：00按揉太沖穴3～5分鐘，每個月經週期前都堅持做，兩個月後就會有明顯的療效。

十一、迅速「澆滅」肝火有妙招

中醫認為，肝火是肝陽的表現形式，肝火旺就是肝的陽氣亢盛表現出來的熱象，多因七情過極、肝陽化火或肝經蘊熱所致。

通常情況下，如果肝火過旺，會表現為頭暈、面目紅赤、易怒、口苦、脈弦等，女性還有可能出現月經失調、愛發脾氣等症狀。如何「澆滅」肝火呢？不妨嘗試以下一些方法。

（1）飲食調理可以達到袪除肝火的目的。按照「五色食物養五臟」的原理，肝主青色，「青色入肝經」，因此平時可多吃一些青色的食物，如菠菜、芥藍、絲瓜、冬瓜、綠豆等，可達到滋陰潤燥、舒肝養血的功效。「肝性喜酸」，根據酸味入肝的原理，可以適量食用一些米醋，除了益肝還可以預防感冒。

（2）睡眠多少也影響著肝臟的健康。凌晨1：00～3：00這一時段，血液會流經肝臟、膽，此時，身體應該處於完全的休息狀態，這樣肝臟的代謝和修復才能得以順利進行。而長期睡眠不足的人，容易導致肝火上升。因此，應該每天晚上10點左右進入睡眠狀態，並且保證每天至少有8小時的睡眠時間。

（3）每天堅持適量的運動可以達到養肝的目的，但需要注意的是選擇的鍛鍊項目要以全身性低強度的運動為佳。如慢跑、快速步行、騎自行車、打羽毛球、跳舞、游泳、跳繩、打太極拳等，每天堅持30分鐘左右即可。

（4）養肝離不開舒暢的心情，肝臟好喜，如果經常心情不暢，肝臟就會受到損傷。因為肝臟內分布著豐富的交感神經，經常感到煩躁、憂愁會直接導致細胞缺血，影響肝細胞的修復和再生。所以，培養樂觀、開朗的性格，開開心心度過每一天，也能「澆滅」肝火，益養肝臟。

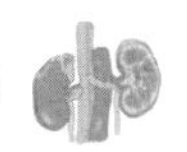

此外，採用以下穴位養生法，也能幫你泄肝火。

（1）按揉雙側風池穴5分鐘；用掌或拳眼叩打雙側肩井穴，各36次；取下蹲位，用掌拍打雙下肢風市穴，各36次。

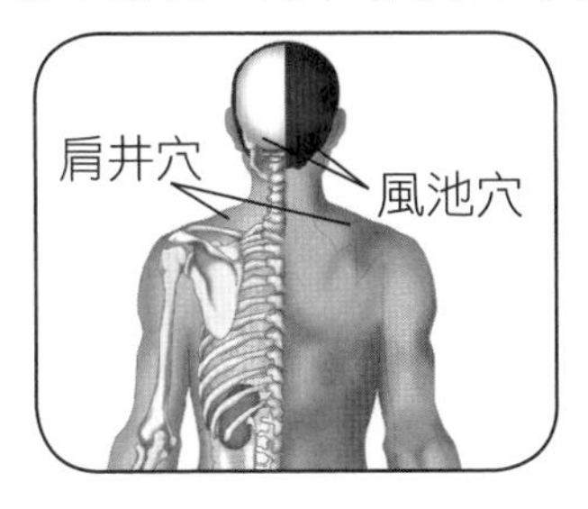

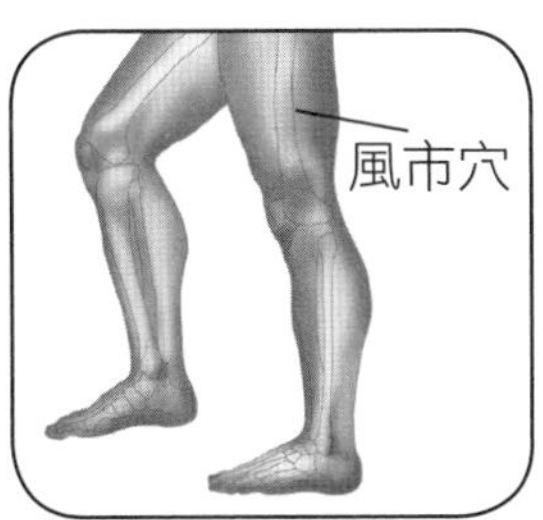

（2）晨起，按揉太沖穴、魚際穴和太溪穴，各3分鐘。

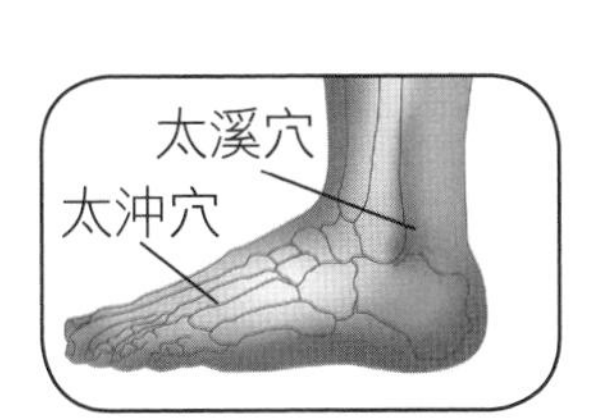

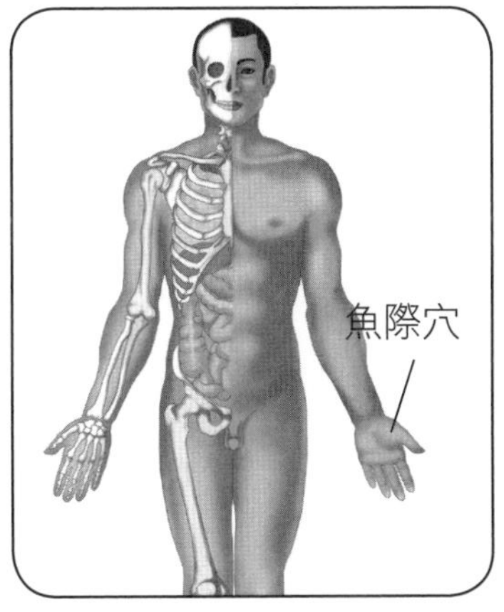

（3）堅持每晚用熱水泡腳10分鐘，熱水要浸沒小腿肚子。然後從上到下按揉穴位，先按揉兩側的陽陵泉3分鐘，然後點按承山穴3分鐘，最後按揉雙腿側的三陰交穴，向骨緣內側點揉5分鐘。

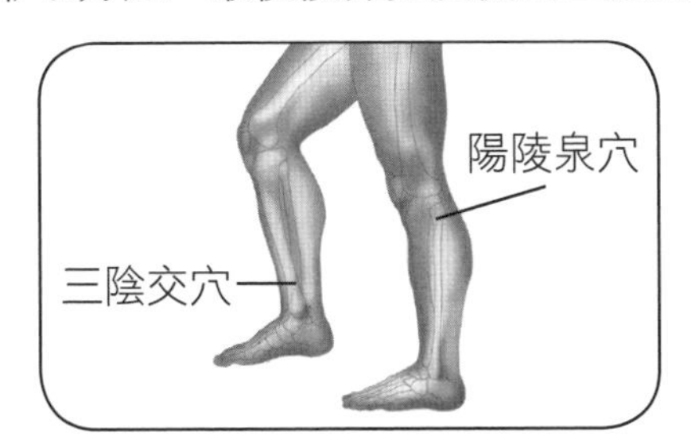

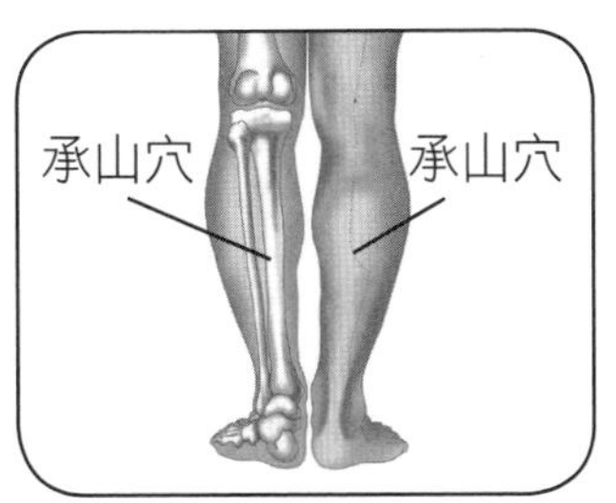

第五章

膽是抵禦外邪的屏障

膽居六腑之首，與肝相絡屬，構成表裡關係。膽為中精之府，內藏純粹、清淨之精微物質，即膽汁。膽汁味苦，黃綠色，由肝之餘氣所化生。膽汁生成後，匯集於膽腑，後注於小腸，參與食物的消化，是脾胃運化功能得以正常進行的物質條件。膽為中正之官，主決斷，膽氣的盛衰決定著思想意識的果敢與否。

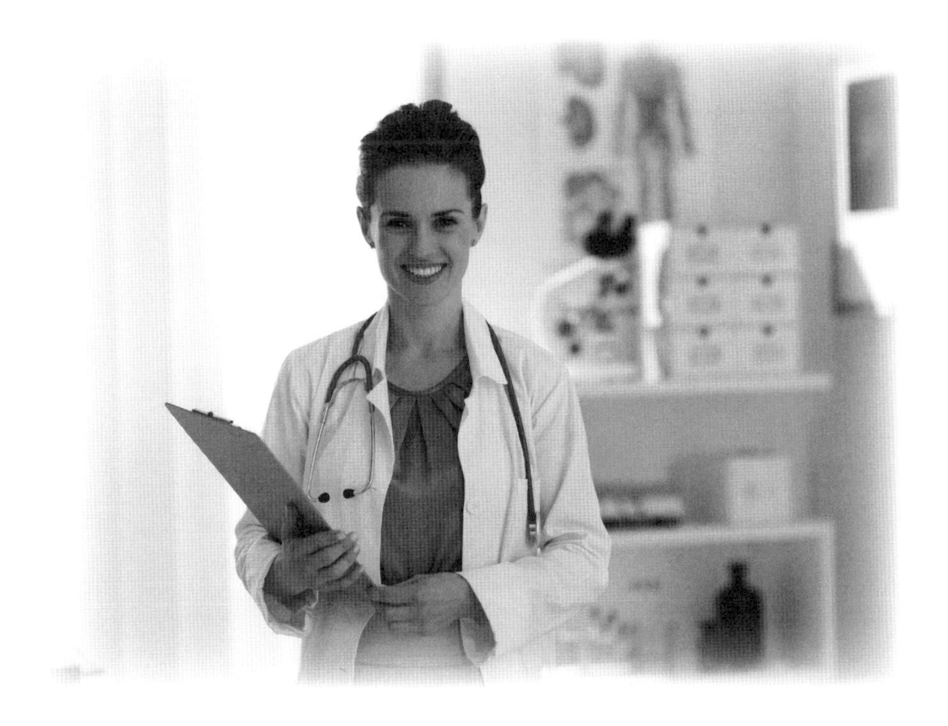

一、膽為中精之府

膽者，中精之府，內藏清淨汁液，即膽汁。膽的主要生理功能是儲存和排泄膽汁。

膽汁味苦，黃綠色，由肝之餘氣所化生。《東醫寶鑒》中指出：「肝之餘氣，溢入於膽，聚而成精。」通常膽汁生成後，匯集於膽腑，後注入小腸，以助消化，是脾胃運化功能得以正常進行的重要條件。

肝化生膽汁是不間斷的，而膽汁排泄到小腸是間斷性的，生成和排泄這兩個過程顯然不同步，於是，膽就擔負著儲存膽汁的功能。儲存的目的是為了調節膽汁生成和排泄之間的關係。因此，儲存是為了排泄的需要，這種儲存是暫時的。生成的膽汁進入小腸後，幫助消化，產生排解體內廢物的作用。

健康指南

肝膽相照，治病養護要同時

《黃帝內經》中指出，膽居六腑之首，與肝由經脈相互絡屬為表裡。「肝膽相照」一詞就是出於中醫對肝膽關係的一種認識。

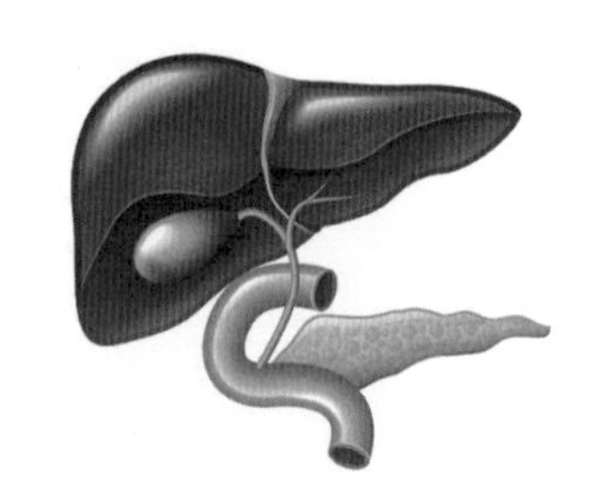

從疏泄的角度看，只有肝通過疏泄功能調暢氣機，令膽氣疏通、膽汁暢流，肝的疏泄功能才會正常，膽汁才能得以排泄暢達。反之，如果肝失疏泄，則可導致膽汁排泄不利，膽汁鬱結，肝膽氣機不利，會導致肝膽通病。因此，肝膽要同時養護。

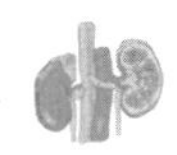

二、膽主決斷，臟腑皆取於膽

《黃帝內經》指出：「凡十一臟皆取於膽。」意思是五臟六腑與膽的升發之氣密切相關，由此可見膽的重要性。

膽主決斷，是指膽在精神意識活動中，具有判斷事物、做出決斷的作用。

這一功能對預防和消除某些精神刺激的影響，以維持氣血津液的正常運行和代謝，確保臟腑之間的諧調關係，具有極其重要的作用。

中醫認為，「膽者，中正之官，決斷出焉」。這裡所說的「中正」，就是人們常說的處事不偏不倚的意思。

膽氣的強與弱，標誌著人體正氣的盛與衰，也代表著人體抗邪能力的強與弱。一個人如果辦事果斷，說明膽的生理功能一定處於旺盛狀態；如果決斷遲遲不出，說明膽的生理功能不強。

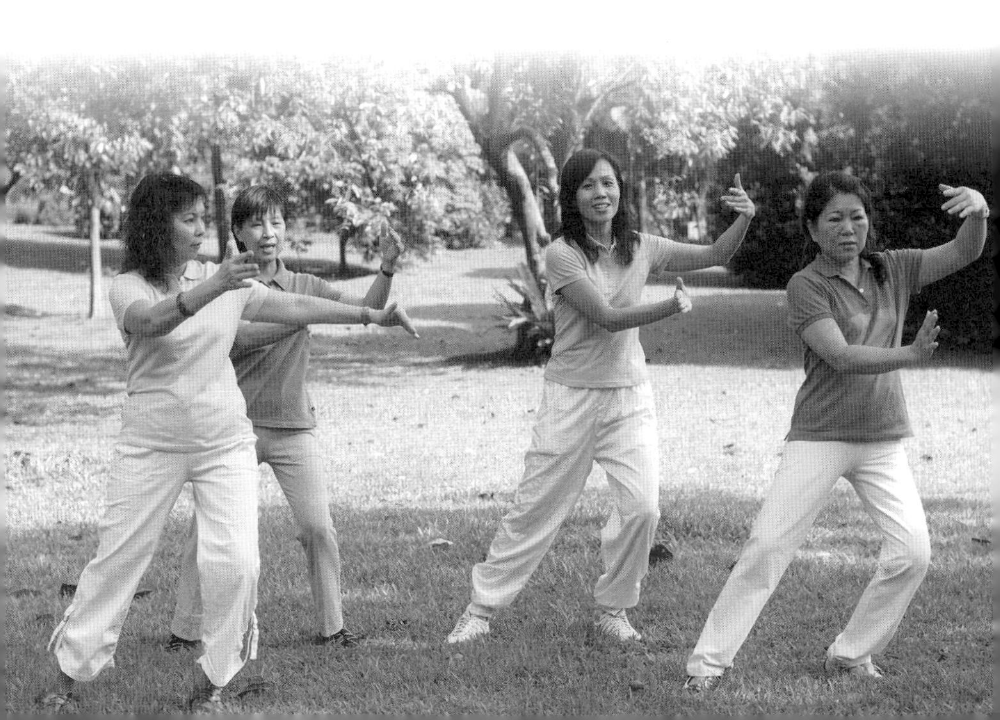

三、養膽之道在飲食

古語道：「安身之本，必資於食。」合理的飲食使人身體強壯，延年益壽。膽的疾病與飲食密切相關，所以，飲食調養是養膽的一個重要方式。以下是關於養膽的幾條建議。

（1）飲食宜清淡。少吃或不吃油炸食品、肉湯等，避免膽囊過度收縮和膽汁分泌增加。

（2）定時進餐。人都有生物鐘，定時進餐也是養膽之要。一日三餐定時吃，少吃零食，以免刺激膽囊過度收縮和膽汁過度分泌。

（3）多喝水。水可以稀釋膽汁，使膽汁不易形成結石，也有益於膽石前期物質或小膽石排出。

（4）飲食有節。一方面要節食量，另一方面要節肥甘厚味。每餐的食量都應該適可而止，不要吃得過飽，以七八分飽為宜。因為吃得過飽勢必需要更多的膽汁來消化，造成膽囊過度收縮，不利於養膽。

（5）食物要易於消化。這樣可以減輕膽囊等消化器官的負擔。易於消化的食物有湯麵、蛋類、蔬菜、豆漿、玉米粥等。

健康指南

不吃早餐，容易得膽結石

膽囊是儲存膽汁的場所，進食後，膽囊開始收縮，膽汁被排入腸道，幫助消化食物。如果不吃早飯，膽囊就不會收縮，膽汁一直儲存在膽囊中沒有排入腸道，就會增加膽汁的濃度，久而久之，容易形成結晶，誘發膽結石。

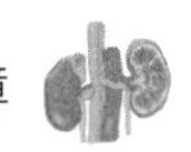

四、子時前入眠，對養膽有益

自然界遵循著生成、生長、收斂、收藏的順序，人也一樣要「因天之序」，就是說一定要因循自然規律養生。其中，順時睡眠是養護膽腑的重要一條。

子時就是晚上23:00至淩晨1:00這個時段。此時是膽經當令，也就是膽經的執行時間或者排毒時間，我們需要做的就是入眠，使膽經更好地運行，讓身體的毒素得以排除。

子時是一天中最黑暗的時候，陽氣開始生發，此時膽氣隨之生發，全身氣血也隨之而動。所以，晚上11點之前務必入睡。

對於愛美的女士來說，晚上11點之前入睡尤為重要，因為這段時間相當於睡的是「美容覺」。如果此時不能入睡，第二天膽汁分泌就少，消化代謝容易出問題，導致的後果就是皮膚晦暗粗糙，缺少光澤。

健康指南

膽囊炎食療方

金錢草、敗醬草、茵陳各30克，煎汁，取1000CC，加白糖適量溫服，代茶飲。

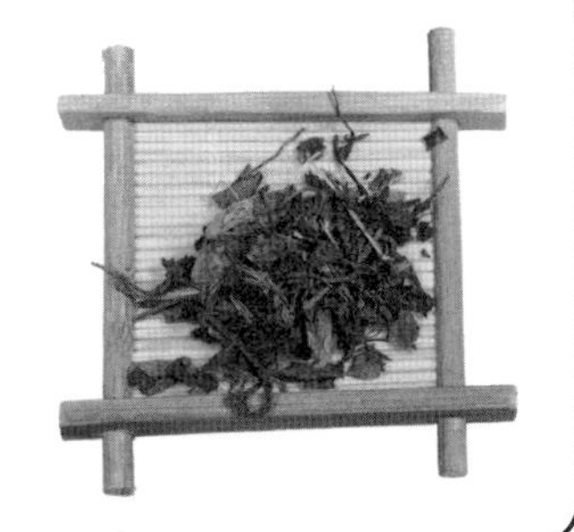

五、敲膽經，促消化，旺氣血

養護肝膽，還有一個「法寶」便是每天沿著雙腿的外側敲打膽經。

膽經是沿著體側從頭到腳的一條陽經，因此，每天沿著雙腿外側敲打膽經，就能產生養膽的作用。

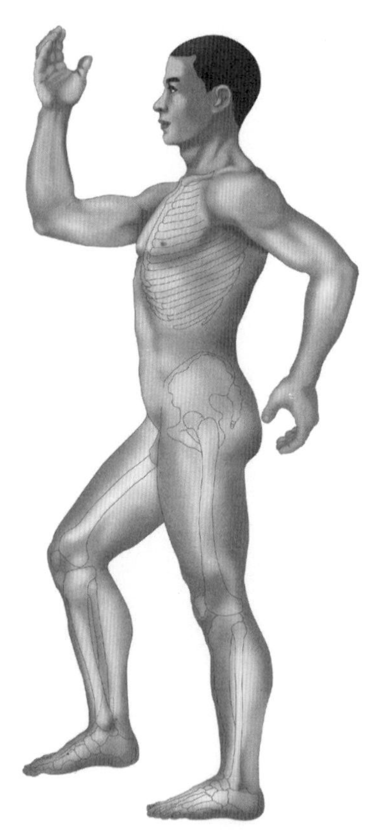
膽經循行路線圖

敲膽經時，取坐位，將一條腿放在另一條腿上，手握拳從大腿根與屁股的連接處開始敲，沿著大腿外側自上而下慢慢敲打，一直敲到膝蓋位置即可。每次敲打2～3分鐘。另一條腿也是如此，一天敲打兩次，需要長期堅持。

從膽經的循行路線圖中可以看出，膽經遠不止這麼一段，但只敲上面所說的一段就可以了，因為大腿外側最容易積存寒氣，使得這個部位的經筋不暢通，導致附近的組織所排泄的廢物難以排除。

需要注意的是，敲打膽經時不可過於用力，只要把手舉起來，順勢落下這樣敲就可以了。

另外，應選擇清晨或上午敲打，因為夜晚屬陰，如果晚上敲打膽經，會使膽內生成陽氣，令人亢奮而難以入睡。

第六章

脾是後天之本，脾氣足則有朝氣

《景嶽全書》記載：「血者水穀之精也。源源而來，而實生化於脾。」由此可知，脾是氣血生化的源頭，人體臟腑百骸都要靠脾來濡養，所以，有脾為「後天之本」的說法。因此，脾康健，脾氣就充沛，人就有朝氣。

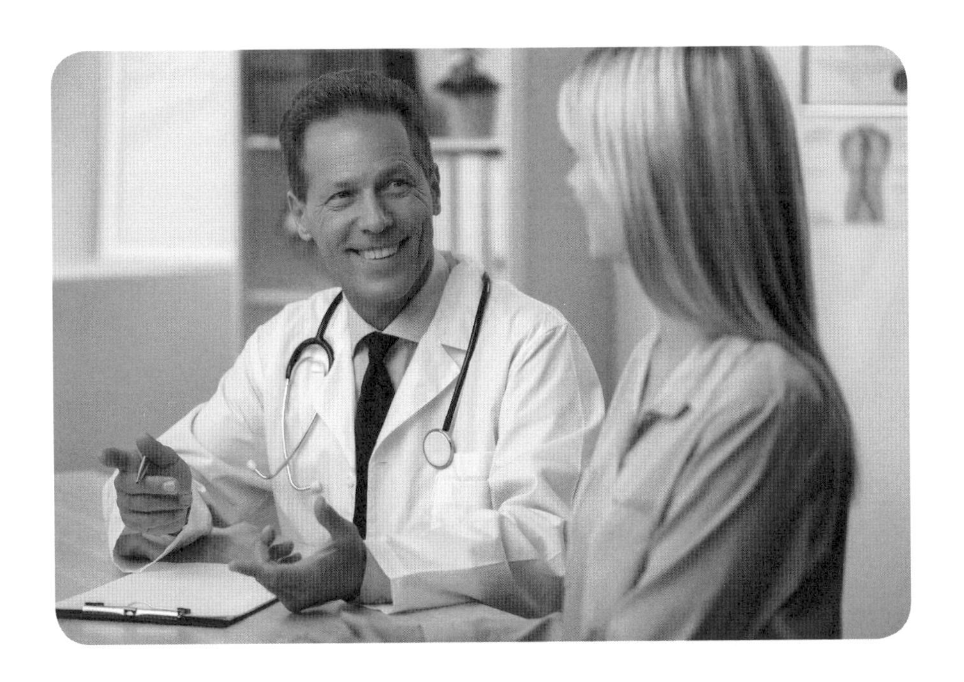

一、脾為後天之本

中醫認為，脾在食物的消化和營養物質的吸收、傳輸過程中具有主導作用，故有脾為「後天之本」的說法。具體來說，主要表現在以下幾方面。

1 脾主運化

脾主運化，是指脾具有把水穀化為精微，並將精微物質傳輸到全身的生理功能。脾的運化功能還可分為運化水穀和運化水液兩個方面。

運化水穀，即對食物的消化和吸收。飲食進入胃後，對食物的消化和吸收，實際上是在小腸內進行，但是必須依賴脾的運化功能，將水穀化為精微，然後輸送到臟腑、經絡、四肢百骸以及筋、肉、皮毛等組織。脾的運化功能旺盛，則身體的消化吸收功能才能維持正常，才能為化生精、氣、血、津液提供足夠的養料。

運化水液，也稱運化水濕，是指對水液的吸收、運輸和散布。脾在運化水穀精微到達全身各處的同時，又把各組織器官利用後多余的水液，及時傳輸於腎再送到膀胱，排出體外，從而維持人體內水液代謝的平衡。

2 脾主升清

脾的「升清」功能是相對於胃的「降濁」功能而言的，二者相對立而存在。這裡的「升」指脾氣上行運動，「清」指水穀精微等營養精華。「升清」就是指水穀精微等營養物質的吸收和上輸於心、肺、頭、目，並透過心、肺的作用化生氣血，以營養全

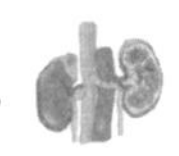

身。脾氣升發，則元氣充沛。同時，也由於脾氣的升發，才能使身體內的臟腑不致下垂。如果脾氣不能升清，則水穀不能運化，氣血生化無源，就會出現神疲乏力、頭暈目眩、腹脹、泄瀉等症狀。清氣在下則泄瀉，脾氣下陷則久瀉脫肛，甚至出現內臟下垂等病症。

二、脾是氣血生化之源

中醫認為，人體五臟功能各有不同，五臟在氣血的生成和運行過程中也都具有不同的作用。其中，脾在氣血的生成方面具有主導作用，因此，脾為氣血生化之源。具體來說，主要表現在以下兩個方面。

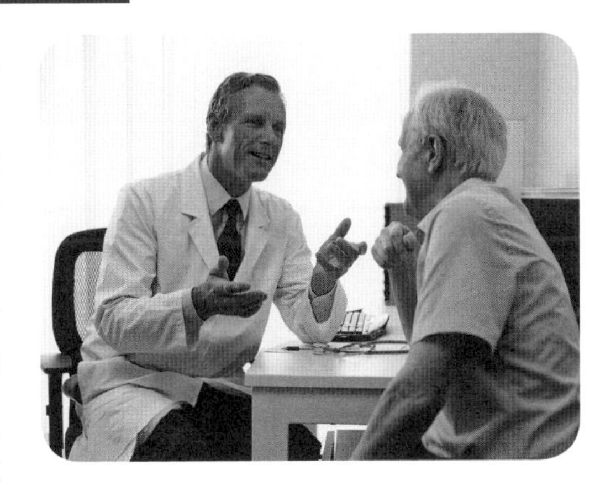

1 脾可以生血

脾是生血之源，即脾運化的水谷精微，成為血液化生的主要物質基礎，並經心、肺的氣化作用成為血液。

如果脾失健運，水穀精微缺乏生成之源，則氣血化生減少，而血液虛損，易出現頭暈眼花、面色蒼白及舌、爪甲淡白無華等血虛症狀。

2 脾可以統血

血液在血管中正常運行，除了依賴心臟的推動、肝臟的調節外，還需要脾氣的統攝，使之循經運行不至於溢出脈外。所以，脾氣充足，則血不妄行。如果脾統血能力不足，則會出現口鼻出血、皮下瘀血、內臟失血等病症。

三、身體會「說話」，脾病早知道

脾就像一個忙碌的僕人，侍候著我們的五臟六腑，如果它的功能失常，人體就會得病。所以，養好脾非常重要。那麼，身體出現哪些症狀，就說明脾需要養護了呢？

1 睡覺時流口水

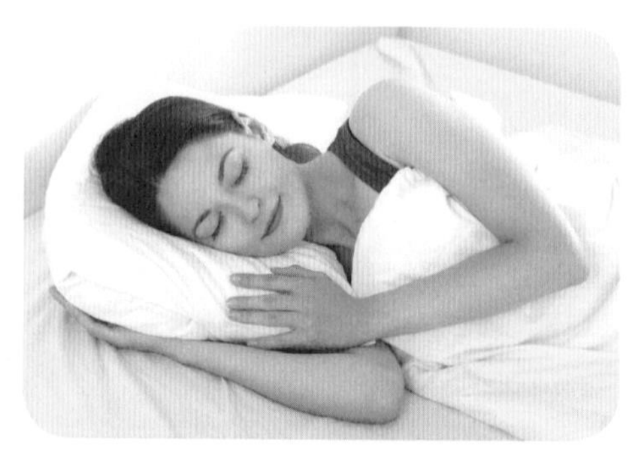

中醫認為，脾在液為涎，涎就是我們常說的口水，它具有保護口腔黏膜、滋潤口腔的作用。

在吃飯的時候，涎有利於食物的吞嚥和消化。正常情況下，涎上行於口，但不溢出口外。如果脾胃不和，則容易出現口水自出的現象。如果睡覺時經常流口水，就是脾出了問題。

2 食不知味，唇色蒼白

中醫認為，脾開竅於口，其華在唇。意思是，脾功能的強弱常常透過口的辨味能力和唇色表現出來。

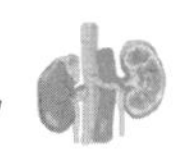

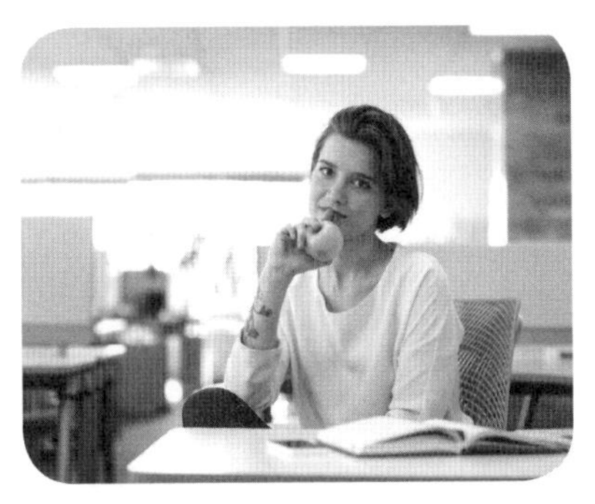

如果脾氣健旺，吃東西就會有滋有味，唇色顯得紅潤而有光澤；相反，如果一個人食不甘味，唇色蒼白，就可能是脾臟出了問題。

因此，從口唇的病變可以推知脾胃的病變，這對於防病治病和養生都有重要的作用。

3 身體消瘦

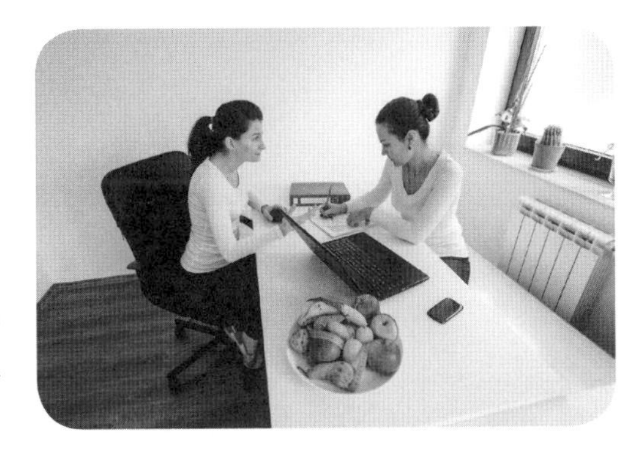

在確認沒有其他疾病的情況下，人身體消瘦，多與脾的功能下降有關。人體的肌肉、四肢憑藉氣血和津液等物質來營養，而這些營養物質的來源也有賴於脾。因此，脾氣健運，營養充足，則肌肉豐滿結實，四肢活動有力。反之，脾氣虛弱，則肌肉消瘦，四肢無力。

有人認為，人體消瘦就應該補充大量營養，這種作法是不科學的。因為脾功能出現問題，吃再多的營養也無法吸收，這些營養物質在體內堆積，成為濕氣，此時人體就會從整體與全域的角度出發，調動元氣化濕，從而消耗更多的能量。

所以，這種作法導致的結果就是人越吃越瘦弱。

因此，進補要先健脾，否則，脾臟力不從心時就會消極怠工，不會將食物精華向上輸送，反而會將營養物質變為垃圾。

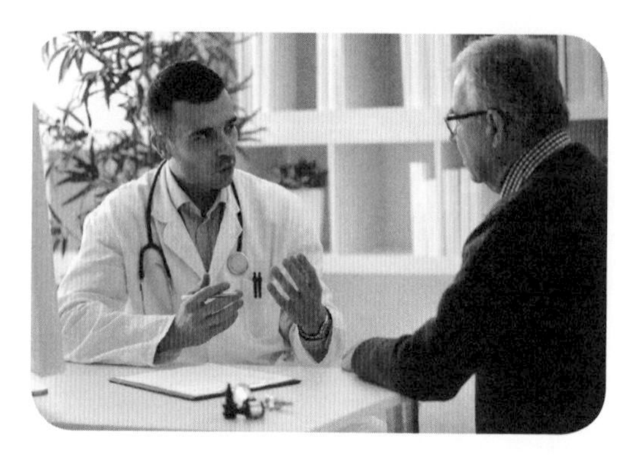

4 經常腹瀉

一說到腹瀉，很多人會下意識地認為腸胃出了問題。的確，在很多情況下，腹瀉與腸胃有關。但是如果深究原因，我們會發現，還可能是脾腎陽虛惹的禍。在中醫看來，脾虛陽氣不足，就容易引起大腸功能失調，表現為腹瀉。

四、飲食有節，脾胃自安

飲食有節，就是指不能由著自己的喜好隨意吃喝，要有所節制。具體來說，主要體現在飲食的量和進食時間兩個方面。

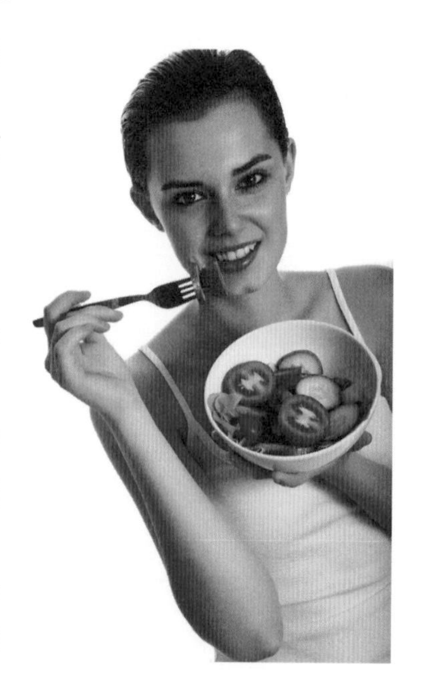

1 飲食有節

做任何事都講究適可而止，否則就會帶來麻煩，吃飯也是如此。當暴飲暴食成為一種習慣，脾胃的消化功能就會紊亂，進而影響身體健康。

中醫有「飲食自倍，腸胃乃傷」的說法。人的脾胃是調節人體

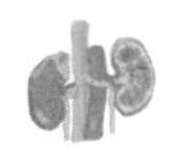

氣機升降的樞紐，長期暴飲暴食，就會導致一系列的疾病。有句諺語說得好：「寧可鍋中放，不讓肚飽脹。」意思是，寧可將吃剩下的飯菜放在鍋裡，也不能勉強自己吃完。

吃得過飽不利於健康，吃得太少也有損健康。當下，一些愛美的女孩子為了擁有苗條的身材，強迫自己挨餓，這樣由於身體得不到足夠的營養，最終導致身體虛弱、四肢無力、精神恍惚。

為此，正確的作法是，根據自己的飯量決定每餐吃多少，適量進食，才不會因饑飽而傷及臟腑。

2 定時進食

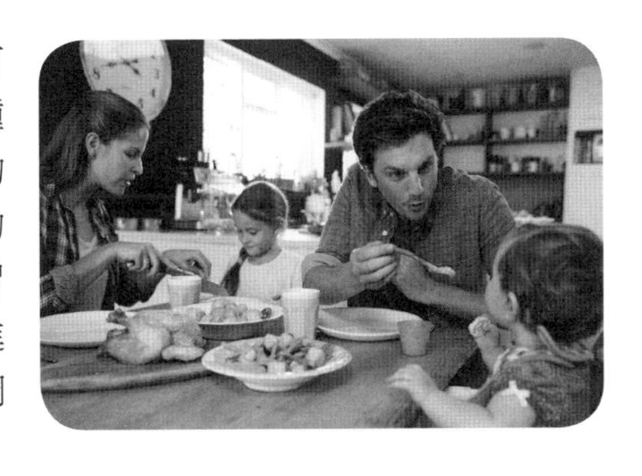

一日三餐，食之有時，當脾胃適應了這種進食規律，到了吃飯的時間便會做好消化食物的準備，從而保證脾胃消化、吸收能正常進行，脾胃的活動能諧調配合、有張有弛。

當然，強調按時進食，並不是完全排斥按需進食。如患有慢性病、運動量較大的老人，晚上吃東西肚子會難受；晚上熬夜加班的人不想吃早餐等。對於這些人，等有了食慾再吃會更好一點。

總之，按需進食與按時進食的飲食習慣並不矛盾，它們之間相輔相成、互為補充。它們可以適合人們在不同環境中的飲食需要，目的是讓人們的飲食活動變得更科學，這樣對健康更有益。

健康指南

補脾粥

蓮子10克，芡實10克，鮮淮山藥50克，米100克。將蓮子、芡實洗淨，用水浸泡2小時；鮮淮山藥去皮，切成片。將米淘洗乾淨，與以上材料一同煮成粥，作為早餐食用。此粥具有補脾的功效。

五、養脾祛濕，長夏需食補

從立秋到秋分這一階段，在中醫學上稱作長夏。東漢醫家張仲景說：「春應肝而養生，夏應心而養長，長夏應脾而變化，秋應肺而養收，冬應腎而養藏。」

長夏天地陽氣漸收，陰寒漸長，早晚溫差大。此時，天上有烈日，地上多水濕，濕熱交蒸，合而為濕熱邪氣。

《黃帝內經》中有「濕氣通於脾」的說法。因脾喜燥惡濕，濕邪留滯，最易傷脾。為適應自然界由「夏長」到「秋收」的陰陽變化，人體之氣血也隨之內收。胃酸分泌增加，腸胃功能加強，人們食慾隨之旺盛。

為此，可以從食物中吸收更多營養滋養身體，以達到養脾祛濕的目的。

長夏食補應注意以下幾點。

1 選擇清淡的食物

夏季應多吃一些清淡的食物，如茄子、鮮藕、綠豆芽、絲瓜、黃瓜、冬瓜、苦瓜等，都可產生消暑化濕的功效。

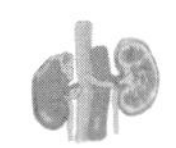

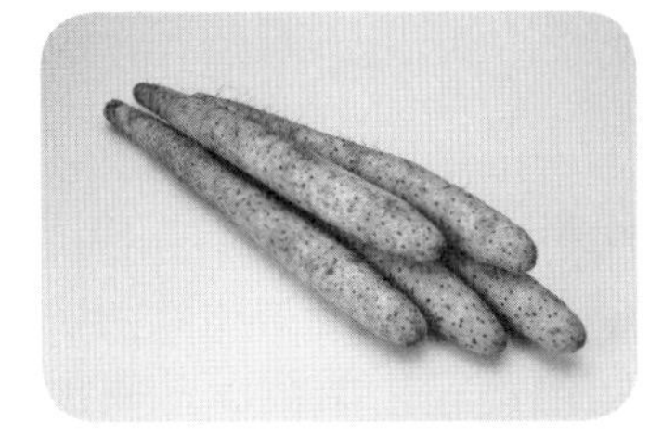

2 多吃健脾和胃的食物

健脾和胃的食物有茯苓、芡實、山藥、豇豆、小米等。

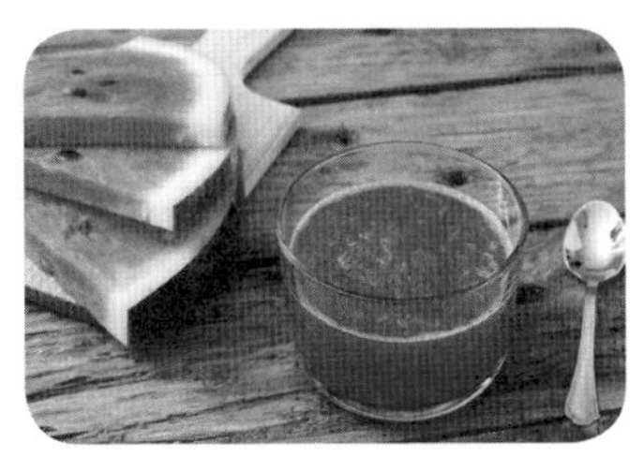

3 忌食生冷食物

此時天氣還很熱，但陽氣已變少，消暑水果都不宜再食用。如寒性的西瓜，老人和兒童在入秋後食用，極易使腸胃受寒而拉肚子。

六、補脾的七種食物

民以食為天，如果沒有食物源源不斷地輸入人體，生命就不可能持續，而脾胃在飲食的消化吸收過程中具有關鍵性的作用。脾胃的功能旺盛，是保證機體健康的重要因素。尤其是脾的運輸和消化功能正常，才能使氣血源源不斷地化生，以保障人體組織器官所需的各種營養物質及能量供給。脾虛則水穀精微無以傳輸運化，五臟六腑和四肢百骸就得不到濡養，從而出現面色萎黃、精神疲憊、身倦乏力、食少乏味等一系列脾虛的表現。下面介紹幾種補脾的食物。

1 米

米性平，味甘，具有補脾益氣的功效。《神農本草經疏》亦雲：「米即人所常食米，為五穀之長，人相賴以為命者也。其味甘而淡，其性平而無毒，雖專主脾胃，而五臟生氣，血脈精髓，因之以充溢，周身筋骨肌肉皮膚。」

2 紅薯

紅薯性平，味甘，具有補脾和血、益氣通便的功效。《隨息居飲食譜》記載：「煮食補脾胃，益氣力，禦風寒，益顏色。」因此，脾虛之人，可用番薯當主糧，常食之。

3 糯米

糯米性溫，味甘，具有補脾益氣的功效。孫思邈說：「糯米，脾病宜食，益氣止泄。」因此，常食糯米粥對脾虛者有益。

4 薏苡仁

薏苡仁具有補脾健胃的功效。明代李時珍說它「能健脾益胃」。脾虛者宜用苡仁米同米煮粥服食，相得益彰。

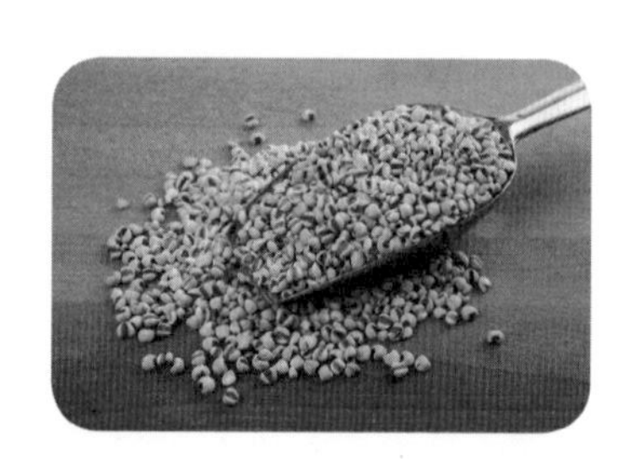

5 白扁豆

白扁豆性平，味甘，具有補脾的功效。《本草綱目》記載：「白扁豆其性溫平，得乎中和，脾之穀也。止泄瀉，暖脾胃。」因此，對於脾虛嘔逆、食少久泄、小兒脾虛疳積、婦女脾虛帶下者，宜食之。或炒熟食用，或用白扁豆煮粥服食，均有裨益。

6 鯽魚

鯽魚性平，味甘，入脾胃大腸經，具有健脾養胃的功效。《本草經疏》記載：「鯽魚，甘溫能益脾生肌，調胃實腸，與病無礙，諸魚中惟此可常食。」

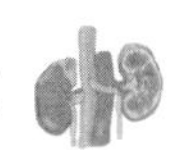

7 牛肉

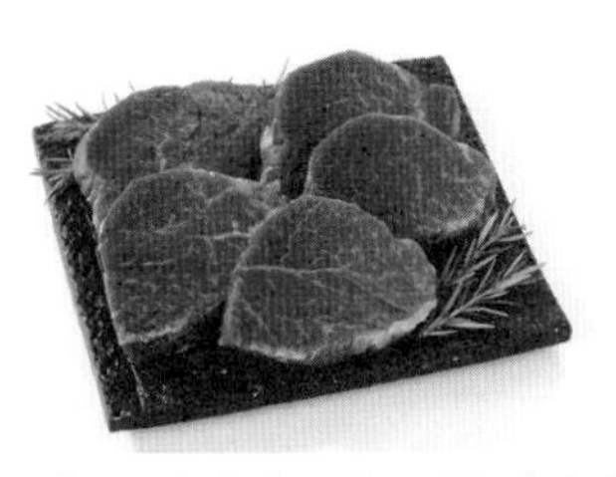

牛肉性平，味甘，具有補脾胃、益氣血的功效。《醫林纂要》記載：「牛肉味甘，專補脾土，脾胃者，後天氣血之本，補此則無不補矣。」故凡久病脾虛、中氣下陷、氣短乏力、大便泄瀉、脾虛浮腫之人，宜用牛肉燉汁服食，或用適量牛肉與大米煮粥進服，這對脾胃虛弱者大有裨益。

健康指南

黃色食物宜養脾

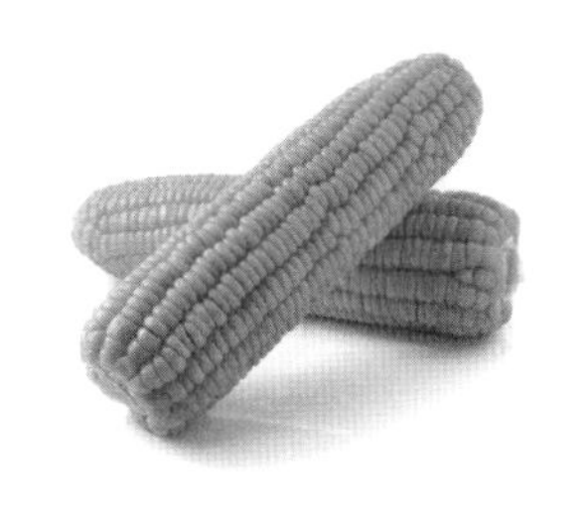

黃色食物對應五行中的土，入脾，能增強脾臟之氣，促進和調節新陳代謝。所以，黃色食物可以保護脾胃健康，維持脾臟功能。此類食物有花生、大豆、玉米、南瓜、柑橘等。

七、應對脾虛的食療方

脾虛是中醫名詞，泛指因脾氣虛損引起的一系列脾生理功能失常的病理現象及病症，多因飲食失調、勞逸失度、久病體虛所引起。

脾有運化食物中的營養物質和輸佈水液以及統攝血液等作用。脾虛則運化失常，並可出現營養障礙，水液失於佈散而生濕釀痰，或發生失血等症。

由於脾虛所引起的病症較為複雜，並且病症不同，所對應的調理方法也不同，需要辨證施治。以下幾個食療方主要針對的是脾虛所引起的較為常見的病症，您可以根據自身的實際情況選用，如果病情較重，最好在相關醫師的指導下用藥。

1 紅棗益脾糕

紅棗30克、白朮、雞內金各10克，乾薑1克。先將以上各味中藥放入鍋中，熬煮取汁，再將汁與麵粉500克、適量的糖製成糕，佐食。此方適用於胃呆納減、大便溏薄者。

2 八仙糕

黃芪、白朮、山藥、山楂、茯苓、陳皮、湘蓮末、黨參5克。將上述藥物煎煮取汁，再與適量米粉、糯米粉、白糖一起蒸成糕，佐食。此方適用於脾虛泄瀉、食慾不振者。

3 山藥飯

山藥、蓮肉、米仁、扁豆各30克，洗淨切碎，蓮肉去皮、芯後煮爛，再與米一起煮飯，佐食。此方適用於脾虛泄瀉、食慾不振者。

4 麻仁玉米糕

火麻仁、芝麻各30克，玉米粉、紅糖各適量，將火麻仁研末，芝麻洗淨，放入玉米粉拌勻，再加入紅糖用水和麵做成糕，佐食。此方適用於脾虛、氣血虧損引起的便秘。

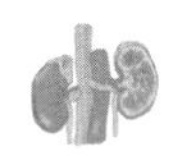

八、思傷脾，思慮過度是養脾大忌

《黃帝內經》認為，脾在志為思，過思則傷脾。這裡的「思」是思慮、思考的意思，是人體意識思維活動的一種狀態。

顯然，如果一個人不能正常思考，也就不能正常生活於這個社會。 因此，正常的思慮是生活的必需。但是，任何事物都要有度，如果一個人糾結於某事百思不得其解，還堅持想出個所以然來，這就超出了人體所能承受的限度，這種不良情緒如果得不到排解或轉移，那麼思就成了一種致病因素，對機體造成傷害，從而引起各種疾病。

《素問．舉痛論》中指出：「思則心有所存，神有所歸，正氣留而不行，故氣結矣。」意思是說，一個人如果思慮太多，精神過度集中於某一事物，就會使體內的正氣停留在局部而不能正常運行，以致「思則氣結」。「思則氣結」就會傷及脾，由於脾胃是人體氣機升降之樞紐，氣結於中，使脾氣不運行，導致脾的運輸和消化功能失常，出現不思飲食、脘腹脹悶、眩暈健忘等症。

「思傷脾」的問題在從事腦力勞動的人中最為普遍。如在高考期間，許多學生吃不好、睡不香，就是思慮過度所致。

由此可知，養脾的關鍵在於避免思慮過度，要注意勞逸結合。生活中的很多問題都要順其自然，不能做到的事不要強求。

健康指南

巳時脾經當令，最忌思慮過度

巳時就是指上午9：00～11：00，這個時間段脾經當令，即脾經的執行時間。脾主運化，早上吃的飯在這個時候開始運化，此時不可思慮過度。過思則傷脾，脾傷則吃飯不香，睡眠不佳，日久則氣結不暢，百病隨之而生。

九、簡單有效的健脾良方

日常生活中，如果發現自己脾胃不好，不妨嘗試以下幾種健脾的良方。

1 食後摩腹

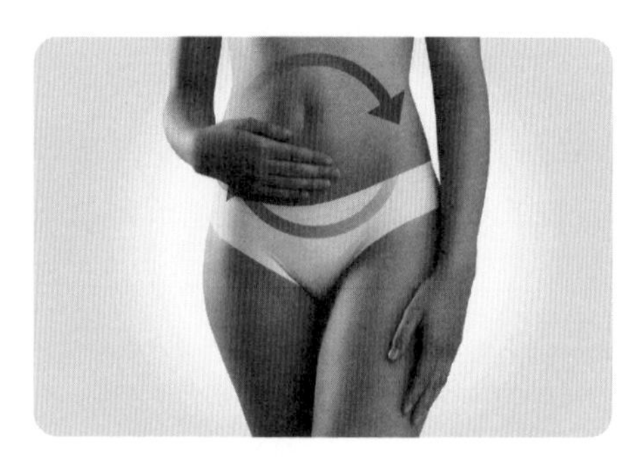

唐代醫家孫思邈提出「飯後即自以熱手摩腹」之後，後世養生家多有所沿用，實踐證明此方法行之有效。

具體方法是：飯後1小時，將手搓熱，放於上腹部，按順時針方向環轉推摩，自上而下，自左而右，可連續20～30次。此法可增強胃腸消化功能，有利於腹腔血液循環。只要持之以恆，對脾的運化功能有益。

2 按摩合谷穴

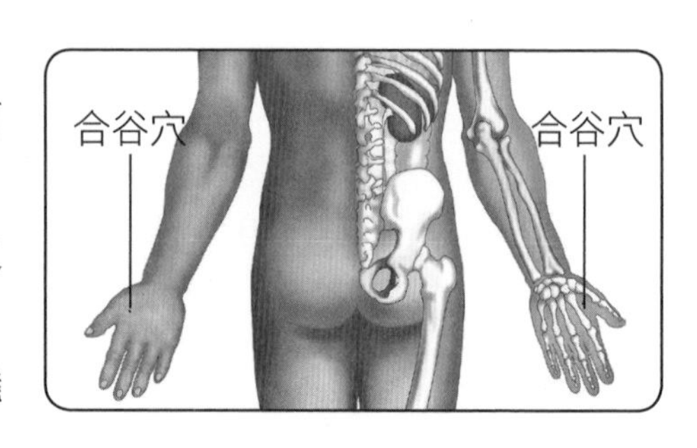

經常按摩合谷穴，可調氣血、健脾胃。合谷，別名虎口，是人體腧穴之一。此腧穴在手背第一、二掌骨間，當第二掌骨橈

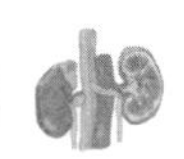

側的中點處。

3 艾灸三穴位

艾灸有溫陽之功，最合於養脾之需。每天用艾條灸以下三個穴位3～5分鐘，就能產生健脾的功效。

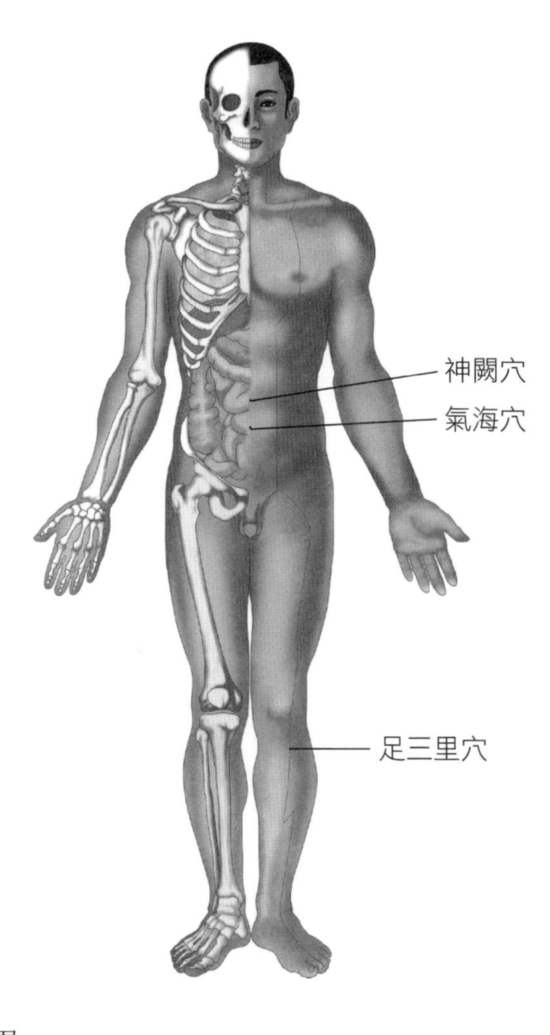

（1）足三里。它是人體的重要穴位之一。經常灸此穴，具有健脾胃、補中氣、通經絡、和氣血的作用。它位於外膝眼下四橫指、脛骨邊緣位置。我們在尋找此穴時，可以以左腿用右手、右腿用左手以食指第二關節沿脛骨上移，至有突出的斜面骨頭阻擋為止，指尖處即為此穴。

（2）神闕穴。它是任脈經穴，就是我們常說的肚臍，經常灸此穴，可溫通元陽、健旺脾胃。

（3）氣海穴。它位於人體下腹部。常灸此穴，可補元氣、暖脾陽，強壯後天之本，延年益壽。取穴時，可採用仰臥的姿勢，該穴位於人體的下腹部，直線連接肚臍與恥骨上方，將其10等分，距離肚臍3/10的位置，即為此穴。

十、減肥從調理脾臟開始

肥胖與脾臟功能有何聯繫呢？我們知道，進食時，食物首先要經過口腔、牙齒的粗加工，然後再經過胃、肝、膽、胰腺的共同作用，其營養物質才能被吸收，其糟粕才能排出體外。在這個過程中，脾發揮了運化的功能。

如果脾氣虛弱，脾的運化能力就不強，不但不能將水穀精微散布於全身，且不能將代謝廢物排出體外。這樣，就會使廢物和毒素堆積於體內，從而形成肥胖。這就是脾虛導致的肥胖。

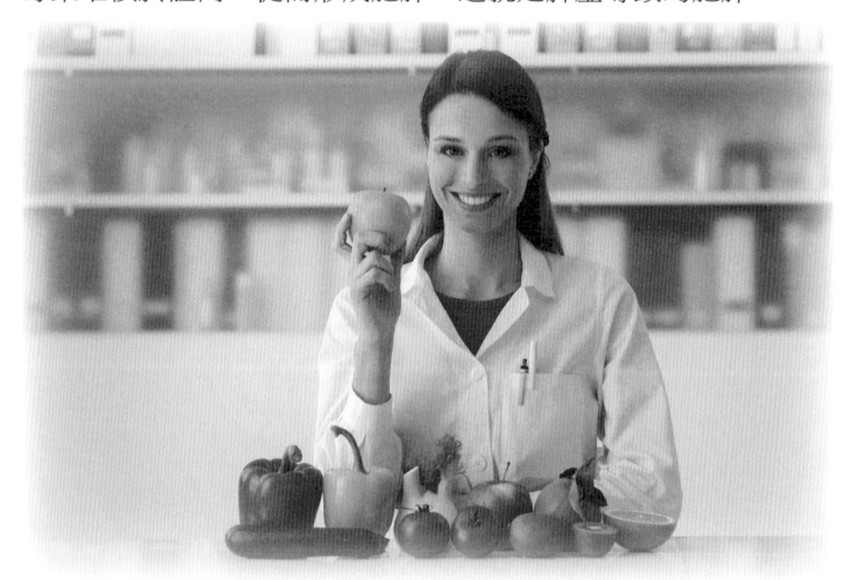

另一方面，脾主運化，其中，運化水液的功能在減肥中顯得尤為關鍵。如果脾運化水液功能較差，就會使水液在體內滯留，

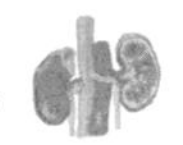

導致體重增加，這種肥胖屬於我們常說的虛胖。

為此，中醫減肥非常注重調理脾臟。當脾臟調理好了，其功能才能正常發揮，就不會有廢物、毒素、水分的堆積，人自然就瘦下來了。

第七章

胃，儲存養分的「糧倉」

《黃帝內經》記載，胃是「倉廩之官」，因為它掌握著食物的受納與腐熟，並主通降。也就是說，胃既能容納水谷，又能腐熟水穀，它透過脾的運化以供給人所需要的營養。對於人體來說，胃就是一部供給生命能量的機器，只有呵護好它，才會為人體提供源源不斷的能量。

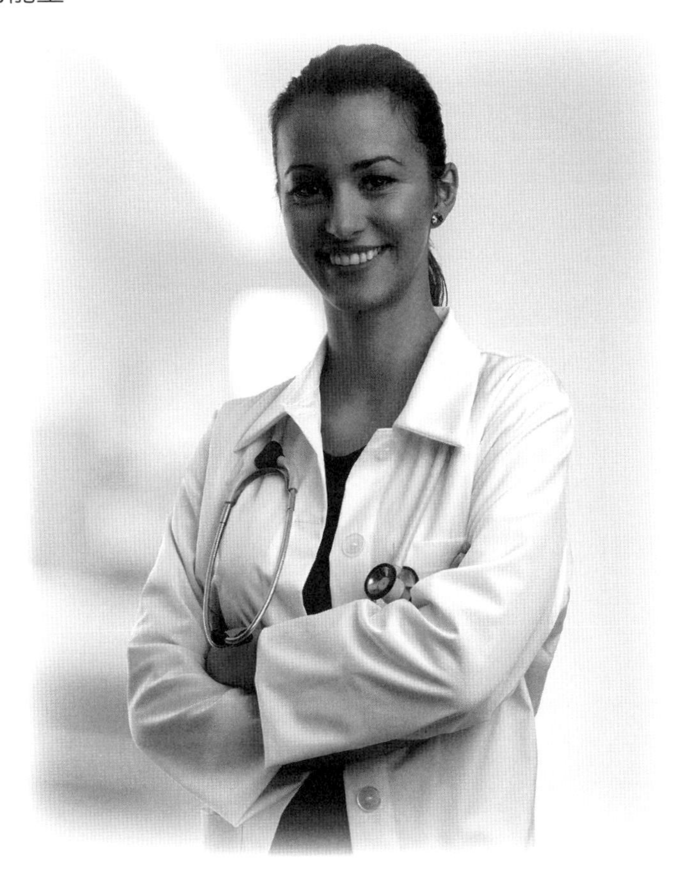

一、胃主受納，是人體營養供應的主角

《黃帝內經．素問》中指出，「胃者，水穀之海，六腑之大源也」。意思是胃是水穀之海，為六腑的泉源。由此，人們將胃比喻為人體的加油站，主要體現在以下兩個方面。

1 胃主受納，腐熟水穀

胃的主要功能是接受和容納水穀，並且在胃的不斷蠕動和胃氣和降的作用下，使水穀變成食糜，以便小腸進一步的消化吸收，這一過程中醫稱為「腐熟」。

胃的受納、腐熟水穀的過程必須與脾的運化功能相配合。因此，缺少了脾胃的正常運轉，飲食的消化吸收功能則不能正常進行，水谷精微也不能生化、輸佈，人的生長發育、新陳代謝就沒有了物質來源。

2 胃主通降，以降為和

胃在人體中具有和降的功能，即胃氣應該是下降、下行的，如果胃氣不往下降，就會產生疾病，影響人體健康。

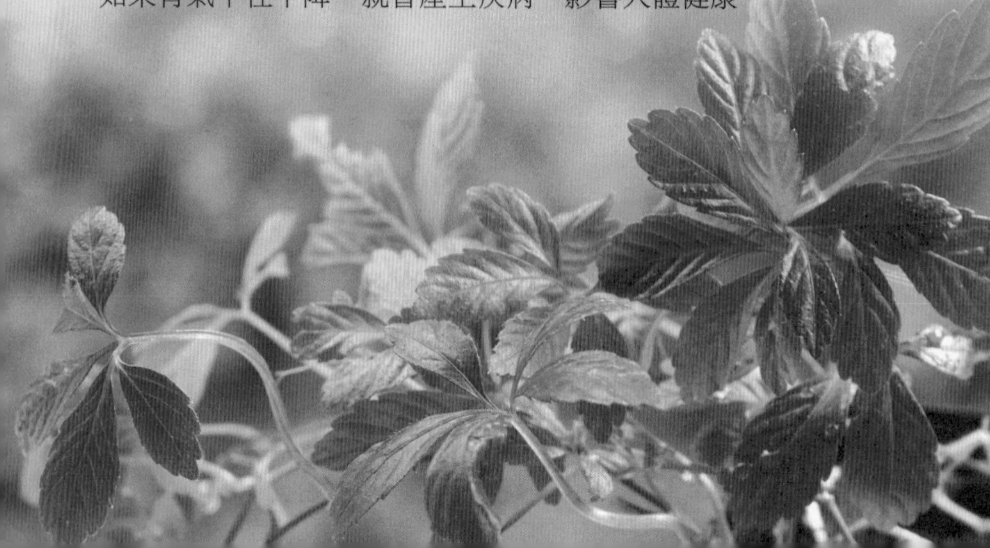

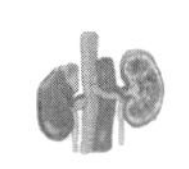

二、人以胃氣為本，胃氣強則五臟六腑盛

胃是為人體提供維持生命活動所需的營養物質的器官。健康人的正氣來源於胃，胃為水穀之海，乃人體氣血生化之源，所以胃氣是健康人的常氣。

《黃帝內經》中指出，「有胃氣則生，無胃氣則死」。意思是，一個人得了病，如果還能吃飯，就表明這個人的胃氣尚存，氣血生化之源未絕，病情則有望好轉；如果這個人已經病到不能進食了，則說明胃氣已絕，氣血生化之源已絕，病情會逐步惡化，直至危及生命。

「胃氣」泛指脾胃功能的總和。脾胃常常被人們放在一起稱呼，這是因為，脾與胃相表裡，是人體氣血生化的泉源。也可以說，人體生長發育、維持生命的一切營養物質皆源自脾胃。所以，胃氣充足是機體健康的保障。對患者來說，胃氣的養護是身體康復的關鍵。

早在古代，胃氣的重要性就被人們所認識。我國醫學家華佗認為，「胃者，人之根本，胃氣壯，五臟六腑皆壯也⋯⋯」由此不難看出，要想延年益壽，必須保養胃氣。

有些年輕人認為養生是老年人的事情，其實並非如此。養生應該貫穿生命的始終。養胃應該從小開始，千萬不要認為自己的胃好，就可以肆無忌憚地大吃大喝。否則，一旦傷了胃，後天之本就動搖了。只有年輕的時候養好胃，到年紀大了，胃才能養人。

胃是人體巨大的糧倉，不論你暴飲暴食、細嚼慢嚥，還是忍饑挨餓，胃都會默默承受。如果長期如此，胃也會抗議或罷工，最後患上胃病。

三、脾胃和，健康才會常在

當今社會，人們的食物越來越精細，工作壓力越來越大，菸酒過度，環境惡化等眾多因素導致患消化道疾病的人越來越多。

中醫認為，脾胃為後天之本，氣血生化之源，關係到人體的健康和生命的存亡。

胃是六腑之一，脾是五臟之一，二者一降一升，分別主容納和運輸、消化，這兩個臟器彼此配合，共同完成食物的消化吸收和營養的傳輸。人透過食物獲取營養，生命才得以延續。胃氣主降，使飲食及糟粕得以下行；脾氣主升，食物之精華得以濡養全身。

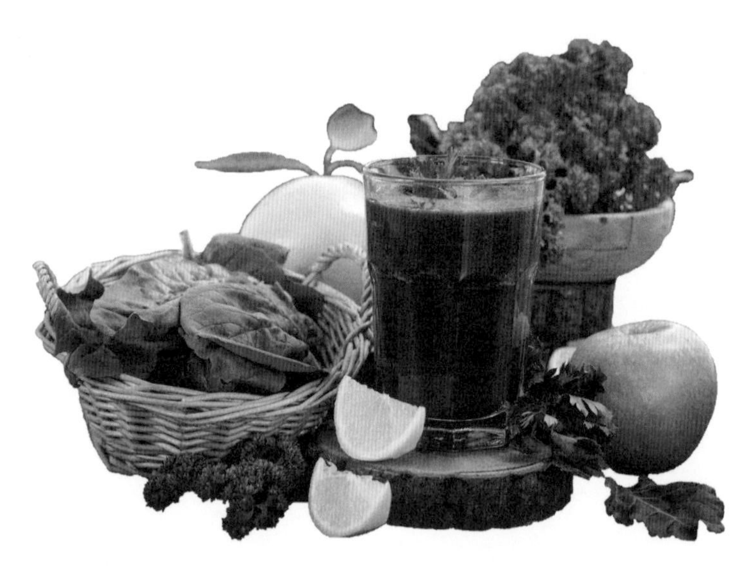

脾胃相輔相成、對立統一，一旦這種關係被打破，就會出現食慾減退與食後腹脹的現象，中醫稱這種情況為脾胃不和。

脾胃不和是臨床的常見症狀，由於脾胃功能失調，容納、運

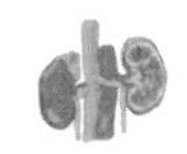

輸和消化失常，疾病就會隨之而來。

因此，要想身體健康，一定要守護好後天之本，平時務必注意保養脾胃。一年四季中，只有脾胃和，健康才會常在。

四、健康好胃全靠養

胃是人體獲得營養的命脈，一旦出現問題，我們的整個身心就會受到極大的傷害。那麼，如何養好自己的胃呢？日常生活中，我們應該注意以下細節。

1 三餐定時定量

到了吃飯的時間，不管肚子餓不餓，都應該主動進食，避免過饑或過飽，使胃保持有規律的活動。每餐還應保持食量適度，不可饑飽不均，暴飲暴食。

2 食物溫度接近體溫

飲食的溫度以不燙不涼、接近人體溫度為宜，因為過燙或過涼的食物進入胃後，會刺激胃黏膜，久而久之，易引發胃病。

3 細嚼慢嚥

對食物充分咀嚼，讓食物盡可能變細，就能減輕胃的工作負擔。同時，由於咀嚼的次數增多，隨之分泌的唾液就會增多，對胃黏膜有保護作用。

4 飲水擇時

最佳的飲水時間是早晨起床後空腹喝一杯溫開水，以及餐前

1小時飲水。餐後立即飲水會稀釋胃液，影響食物的消化。

5 少吃辛辣刺激性食物

經常食用辣椒等辛辣刺激性食物，不利於養胃，易誘發胃潰瘍等疾病。

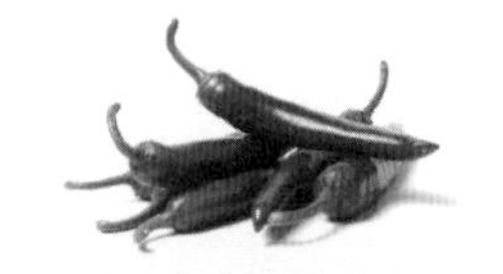

6 忌寒涼食物

性寒涼的食物易傷脾胃，尤其是冰淇淋、雪糕等更應少吃。

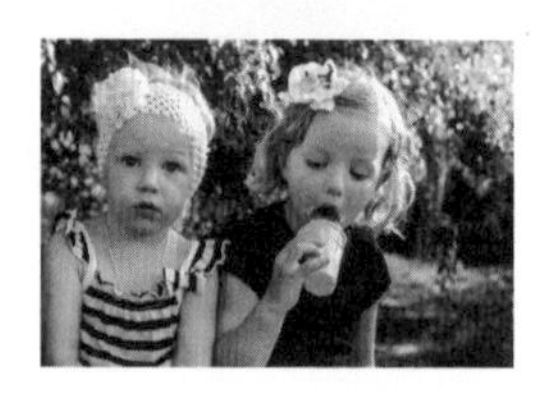

7 少吃醃製食物

醃製的蔬菜、肉類等含有大量硝酸鹽和亞硝酸鹽，易在胃中轉化為致癌物質。因此，喜歡吃熏肉和醃菜的人，胃癌的發病率較高。

8 忌菸酒

酒不僅損害胃黏膜，還會加重肝臟負擔。吸菸易使胃部血管收縮，影響胃部的血液供應，使胃黏膜抵抗力下降。

9 不隨意服藥

許多藥物對胃黏膜有刺激，甚至會引起胃潰瘍。因此，當身體不適時，最好按醫囑服用藥物，不可自行隨意服藥。

健康指南

不可空腹吃的食物

空腹吃某些食物會給胃帶來不必要的傷害，這些食物是：

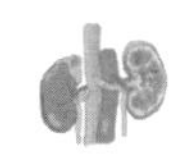

糖果、番茄、大蒜、山楂、紅薯、橘子、黑棗、甘蔗、柿子、鳳梨、香蕉、醋、酒等。

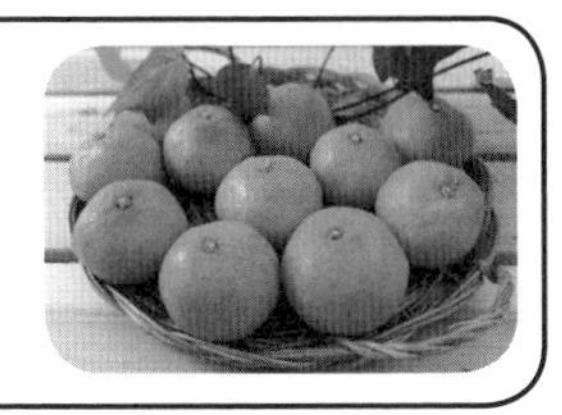

五、辰時吃早餐，可以養胃氣

隨著生活節奏的加快，許多人養成了不吃早餐的不良習慣。長期不吃早餐，身體遲早要出問題。所以，一定要吃好早餐，否則，某種腸胃疾病就會找上門來。

辰時是指上午7：00～9：00，是胃經運行的時間，此時胃的活力最強，開始大量分泌胃酸，意味著需要開始進食早餐了。在這個時間段內吃早飯，最有利於補充營養。

因此，早餐一定要吃好。中醫將脾胃稱為倉廩之官，負責掌管受納和消化。如果不吃早餐，那麼，胃經工作的時間就會被閒置，脾也沒有營養物質可以輸送和分配，脾胃就會持空運轉，長此以往，脾胃都會出問題。

其實，早餐不僅要吃，還要吃好，關鍵的一點在於營養均衡。需要注意的是，早餐要吃熱的食物。因為早餐這個時間段，大地溫度尚未回升，身體的肌肉、神經、血管還處於收縮的狀態。如果此時吃涼的食物，必定使體內血流不暢，從而無法保護胃氣。

或者說，早餐食物偏涼，身體就無法吸收到食物中的精華。早餐偏食涼性食物的人，一般身體較瘦弱，大便稀，皮膚無光澤，時常感冒。對於上述症狀，許多人都認為是小毛病，實際上，這已經傷及了胃氣，傷及了身體的抵抗力。

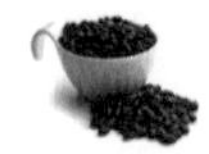

健康指南

食不言，大人也要做到

用餐時說話會影響消化，因為進食後，身體需要調動較多的血液流向消化系統的不同部位，以便消化道獲得更多的能量去分解、消化、吸收食物。吃飯時說話，會使本該流向胃的血液流向了大腦，會影響胃的消化功能。

六、小米粥是開胃的「功臣」

小米粥素有「黃金粥」之美稱。它是五穀中的粟，是補益的上佳之品。中醫認為，小米具有健脾和中、益腎氣、清虛熱、利小便、治煩渴的功效，是治療脾胃虛弱、體虛、精血受損、產後虛損、食慾不振的營養康復佳品。有關專家研究發現，小米中含有胡蘿蔔素，並且維生素B_1 的含量位居所有糧食之首由此可見，小米是開胃食品的最佳選擇，也是理想的滋補品。

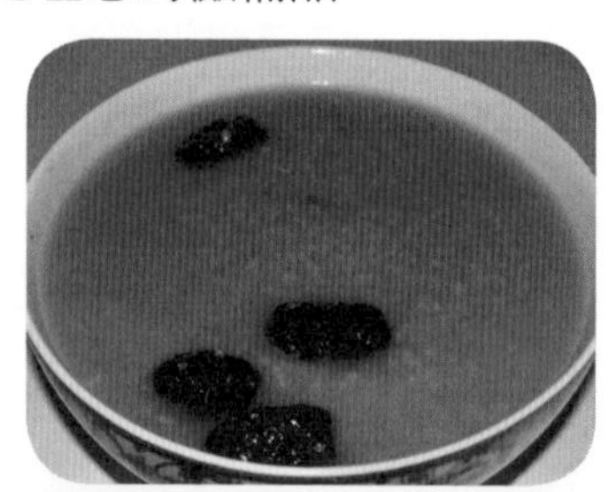

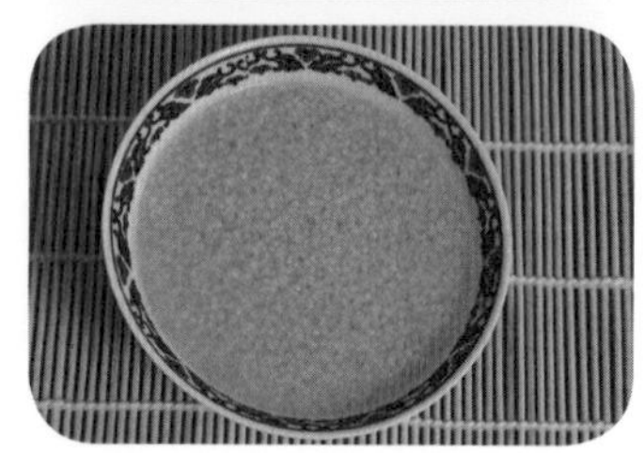

對於老弱病人和產婦來說，小米粥可以說是最理想的滋補品。尤其是小米熬粥時上面浮的一層細膩的黏稠物，俗稱為「米油」，營養極為豐富，滋補力最強。所以，熬小米粥時，千萬別把米油撇掉，那是小米最精華的部分。

小米可以單獨熬粥，也可添加大棗、紅豆、紅薯、蓮子、百合等，煮成各種風味的營養粥。

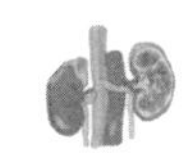

小米粥是開胃佳品，但並非人人適用，由於小米粥易吸收，容易使血糖快速升高，因此，糖尿病患者喝粥時應慎重。

七、按摩腹部，減肥、養胃兩不誤

每天進行腹部按摩，不僅能養胃，還能達到減肥的效果，具體操作如下。

1 腹部拿捏

兩手拇指與其餘四指相對用力，拿捏腹部正中線兩側肌肉，順序從上到下，反覆操作1～3分鐘。

2 按揉關元穴

右手半握拳，拇指伸直。將拇指指腹放於關元穴，適當用力按揉2分鐘。關元穴位於下腹部，前正中線上，當臍中下3寸處，有培元固本、補益下焦之功效。

3 臍旁分推

將兩手中指分別放於肚臍兩側，並適當用力向兩側分推至側腹部，反覆操作 1～3分鐘，以腹部發熱為宜。

4 按揉豐隆穴

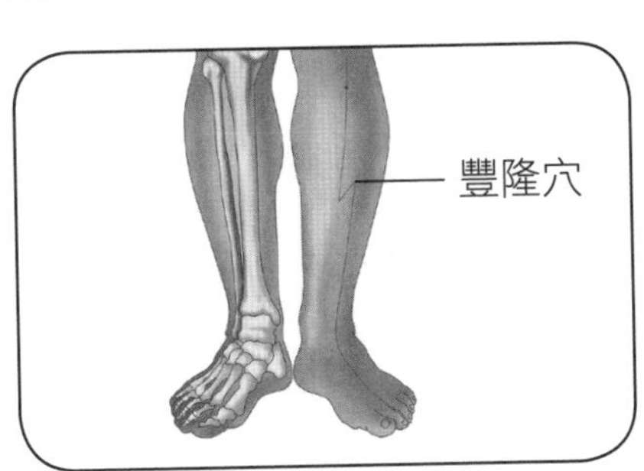

將左腿平放於右腿膝關節上，將右手中指指尖放在豐隆穴上，拇指附於對側，然後用力按揉穴位3分鐘，換

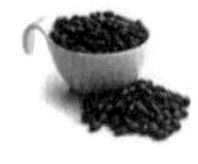

另一側做同樣動作。

八、胃火有虛實，分清症狀再清火

日常生活中，人們如果出現口乾、口臭、便秘、食慾不振等症狀，就會說是「胃火大」。那麼，什麼是胃火，胃火大了怎樣調理？

中醫認為，胃火是胃熱熾盛化火產生的病變，如果經常吃油膩、辛辣或過鹹的飲食，或情緒過於緊張、睡眠時間過少，或患有某些慢性病，都可能出現胃火。根據臨床症狀的不同，可將胃火分為胃實火和胃虛火。

胃虛火指胃陰虧虛，虛火上炎。此證患者常可出現胃疼較重，經常感到饑餓但進食量很少，以及口乾唇燥、小便短少、舌紅等症狀。

有胃虛火的患者可使用以下方法進行調治。

（1）常吃番茄。番茄味甘酸、性微寒，具有生津止渴、養胃消食的功效，適宜於陰虛胃痛、食少納呆症狀的患者。

（2）常吃銀耳。銀耳具有補脾開胃、滋陰清腸的功效。有胃虛火的患者可將銀耳煮粥、燉湯來吃，一般每天吃大半朵即可。

（3）常吃木瓜。木瓜具有平肝舒筋、和胃止痛的功效。有胃虛火的患者可生吃木瓜或將其蒸著吃。

胃實火即「胃熱熾盛，鬱而化火」。此證患者常可出現牙齦腫痛或出血、口臭、口苦、口乾、口渴、口腔潰瘍、大便乾硬、舌質紅、舌苔黃等症狀。

有胃實火的患者可使用以下方法進行調治。

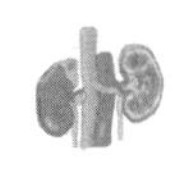

（1）吃西瓜是調治胃實火最簡單的方法。除了吃西瓜的瓤以外，胃實火患者還可吃西瓜的瓤與皮之間的「西瓜青」進行調治。西瓜青也叫西瓜翠衣，具有清除胃火的作用。可將西瓜青切成細絲，調入食鹽、醋等調味品，即可食用。

（2）糖尿病患者經常會出現胃實火。此類患者不宜吃西瓜，而應吃海帶、紫菜及葛根進行調治。此類食物不僅能清除胃實火，還有輔助降糖的作用。當然，非糖尿病患者也可以吃以上食物「澆滅」胃實火。

九、胃寒痛，喝杯紅糖薑水

入冬後，天氣漸寒，胃痛的人也越來越多。由於胃受寒易發生痙攣性收縮，抵抗力隨之減弱，於是，一些夏天貪吃冷飲的人，往往會在冬天被胃找後賬，經常出現胃痛。

胃痛是常見病，導致胃痛的原因很多，飲食習慣是主要原因。中醫認為，胃痛有寒熱之分，胃寒多因嗜食生冷、冷熱食物一起吃、吃飯不規律、饑飽不均等飲食陋習日久積累所致。寒邪侵襲於腸胃，迫使腸胃之氣逆而上行，所以就會出現疼痛。

薑味辛溫，能溫中止嘔、解毒，臨床上常用於治療外感風寒等症，前人稱之為「嘔家聖藥」。在受寒冷侵襲後，喝點薑湯，可驅散寒邪。

冬天天氣冷，很容易受寒，脾胃虛弱的人就易胃疼，此時，煮一碗薑棗紅糖水熱熱地喝下去，胃疼很快就能緩解。

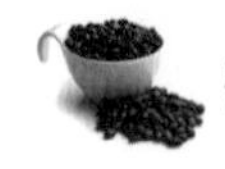

健康指南

治療慢性胃炎的民間偏方

豬肚150克，生薑15克，肉桂3克，精鹽適量。將豬肚洗淨，放在砂鍋中，加入生薑、肉桂、精鹽和適量水，並隔水燉熟。佐餐食用，飲湯吃豬肚，分兩次吃完。

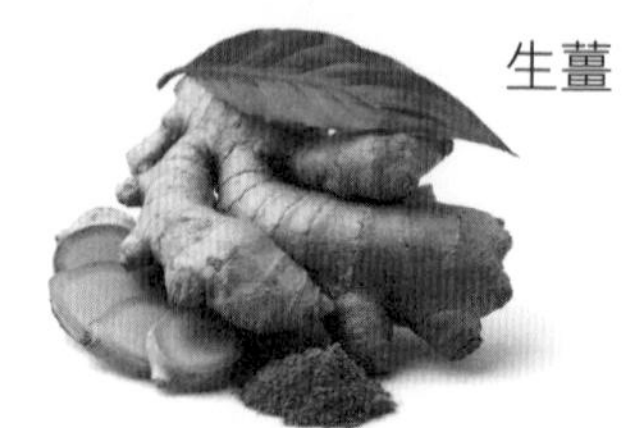
生薑

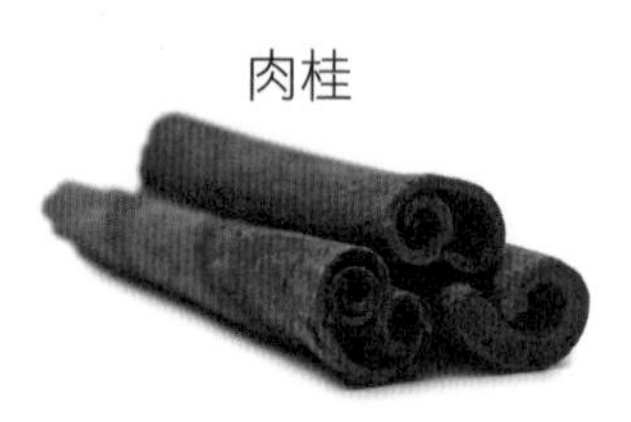
肉桂

十、活動腳趾，趕走老胃病

中醫認為，腳趾與胃的關係密切。通常，胃腸功能強的人，第二和第三腳趾粗壯而有彈性，站立時抓地牢固；而胃腸功能弱的人，這兩個腳趾看起來乾癟而無彈性，站立時抓地不牢。

胃經脛部支脈從膝下3寸處分出，進入足中趾外側，因此經常活動腳趾能刺激胃經。在足背部第二腳趾和第三腳趾之間的縫隙上，有一個內庭穴，按摩此穴可瀉胃火。

而活動腳趾的動作不但可以刺激胃經，還能刺激內庭穴，有胃病的人經常活動腳趾，可治療胃病。

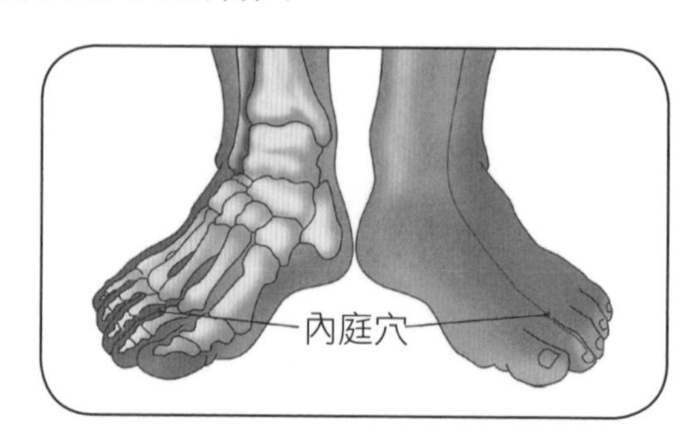

活動腳趾的方法有

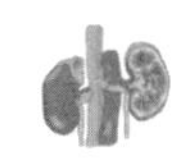

以下幾種。

1 腳趾抓地

做這個運動時可站、可坐，只要雙足放平，緊貼地面，與肩同寬，就可以練習。採用抓地、放鬆相結合的方式進行60次。這個動作不受時間和地點的限制，每天可重複進行。

2 扳腳趾

晚上泡腳後，取坐位，反覆扳腳趾，並按摩內庭穴。需要注意的是，順著腳趾的方向按摩此穴可瀉胃火，適用於消化不良及有口臭、便秘的患者；而脾胃虛弱、腹瀉、受涼或進食生冷食物胃痛加重的患者，要逆著腳趾的方向按摩此穴。

總之，每天有意識地活動腳趾，並持之以恆，胃腸功能就會逐漸增強。尤其對飲食不節的人來說，活動腳趾能夠在一定程度上幫助脾胃減負。

十一、笑，養胃的天然良藥

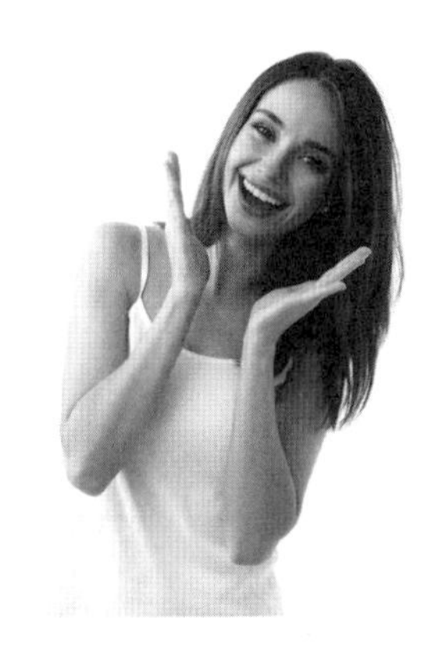

美國史丹福大學醫學院的專家們認為，笑能使呼吸運動加快，肺活量增強；笑還能使胃壁張力加大，消化液增多，增進飲食；笑能使心跳加快，血液流速加快，面部及眼球的血液供應充足，從而使面頰紅潤、眼睛明亮。

中醫認為，笑就像在進行深呼吸，可

以充分補給身體陽氣，強化心臟，保護內臟。同時，還可使腹肌收縮，消除消化道緊張，改善便秘和消化不良的症狀。

心理學家指出，當遇到煩心事時，對著鏡子笑一笑，很快就能恢復開朗的心情，全身又再度湧出無限的活力。

既然笑有如此多的好處，那我們有什麼理由不經常笑一笑呢？

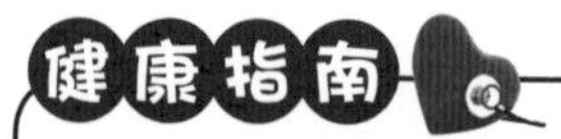

哪些人什麼時候不宜大笑

任何事物都有兩面性，笑也是如此，如果不分時間隨意大笑，可能會帶來麻煩。吃飯時大笑，有可能導致食物誤入氣管；剛做完腹腔手術的患者大笑，可能導致癒合不良的傷口開裂；患有嚴重心血管疾病的患者不宜大笑。

第八章

肺是身體之「宰相」，養好肺則氣血旺

《黃帝內經》將肺看作「相傅之官」，這裡的「相傅」指宰相，也就是說肺臟是心這位君主的大臣，強調了二者之間相輔相成，不可分割。清代醫家周學海編著的《周氏醫學叢書》記載：「肺藏魄，屬金，總攝一身之氣。」這句話道出了肺主呼吸之氣和一身之氣。氣是人體賴以生存的重要物質，肺氣旺，血行才順暢。

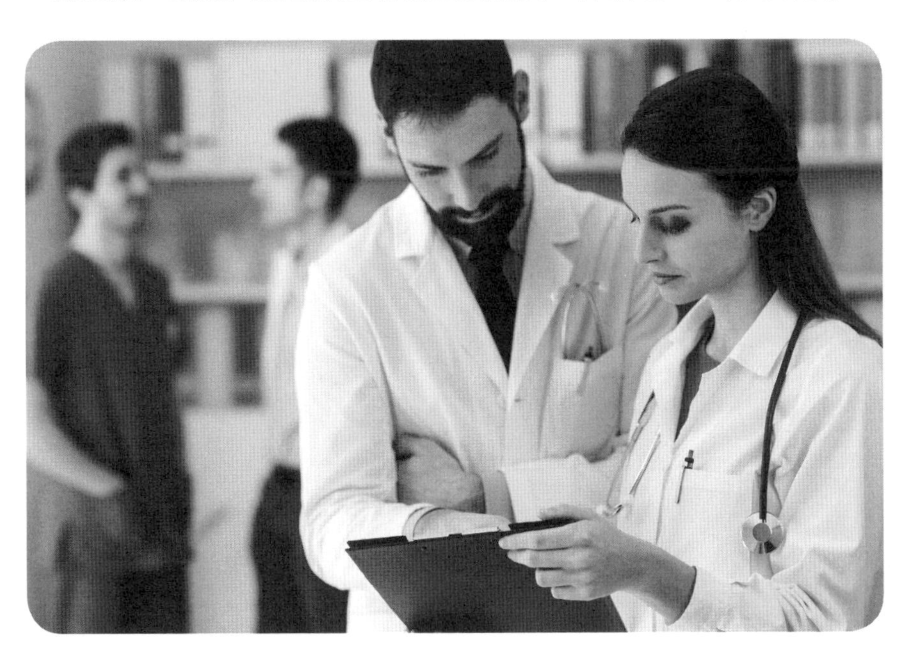

一、肺氣之衰旺，關乎壽命之長短

中醫認為，氣是維持人體生命活動的重要物質。清代醫家陳念祖在《醫學實在易》中說：「氣通於肺臟，凡臟腑經絡之氣，皆肺氣之所宣。」

肺主一身之氣和呼吸之氣，本質上都隸屬於肺的呼吸功能。而肺的呼吸功能正常，是氣的生成和氣機調暢的根本條件。如果肺主氣的功能失調，不僅會引起呼吸異常，如咳嗽、氣喘等，還會影響氣的生成，導致呼吸無力、少氣懶言、語音低微等。

如果肺氣宣降失常，失去通調水道的職能，就可能出現體內水液輸送和排泄發生障礙的病變，如痰飲、水腫等。

養肺為歷代養生家所推崇。諸多養生保健功法都強調呼吸吐納，就是借助肺的呼吸以培養正氣，排除邪氣，調和臟腑，通暢氣機，從而使人體的抵抗力增強，臟腑安和、氣機調暢，達到祛病延年的目的。

健康指南

潤肺食療方

銀耳10克，紅棗7枚，冰糖適量。將銀耳用水泡發、切碎，紅棗去核，同煮1小時，加入冰糖適量，分早晚兩次服用。此方具有補益潤肺、養陰生津的功效，適用於身體虛弱、乾咳少痰、神疲氣短等肺氣虛證。

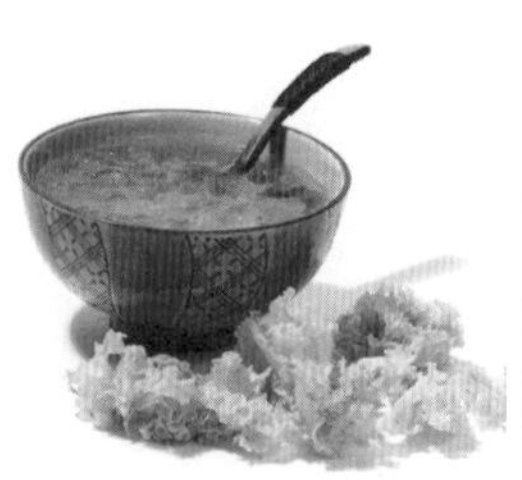

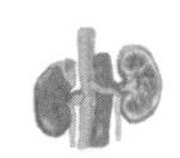

二、秋季養肺正當時

中醫理論認為，「肺與秋氣相應」，而秋天天氣乾燥，所以，從傳統養生的角度來說，秋季養生的重點是保養肺臟和注意預防「燥邪」對人體的侵害。具體來說，應該從以下幾個方面進行調養。

1 起居有常

秋季，自然界的陽氣由疏泄趨向收斂，起居作息要做相應的調整。《黃帝內經》指出：「秋三月……早臥早起，與雞俱興。」意思是，秋天早睡早起，跟隨雞鳴的節奏，可使肺氣得到舒展，以防陽氣收之太過。

中醫認為，皮膚是肺的外圍屏障，秋燥最易傷皮膚。為此，秋季注意保養皮膚，經常洗澡按摩，可以促進血液循環，使皮膚氣血流暢，充滿活力，達到潤膚益肺的效果。

2 飲食有方

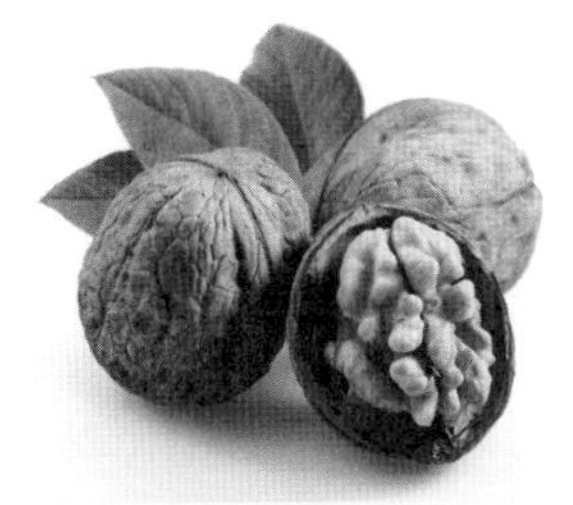

秋季燥氣傷人的表現為：口乾、唇甘、咽乾、鼻乾、大便乾結、皮膚乾燥等。燥邪犯肺，容易引發咳嗽等症狀。為此，在飲食上要以防燥護陰、滋陰潤肺為原則。

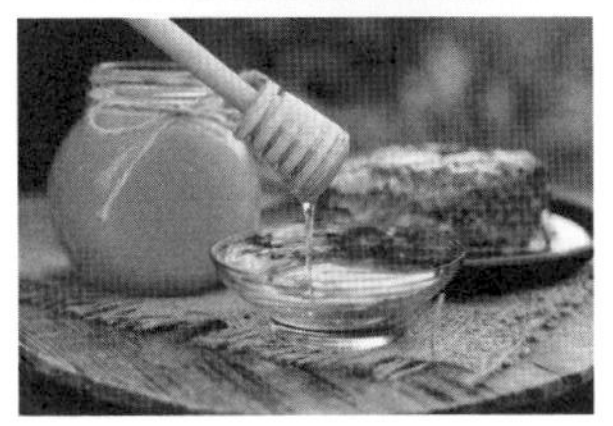

少吃辛辣食物，如薑、辣椒、茴香等。

多喝開水、淡茶水、豆漿、乳製品、果汁等。此類飲食可產生益胃、生津的功效。另外，芝麻、核桃、雪梨、甘蔗、蜂蜜、糯米等可以產生滋陰潤肺的作用。

3 運動適量

金秋時節，秋高氣爽，正是鍛鍊身體的好時節。從秋季開始要注意耐寒鍛鍊，以增強機體適應多變氣候的能力。

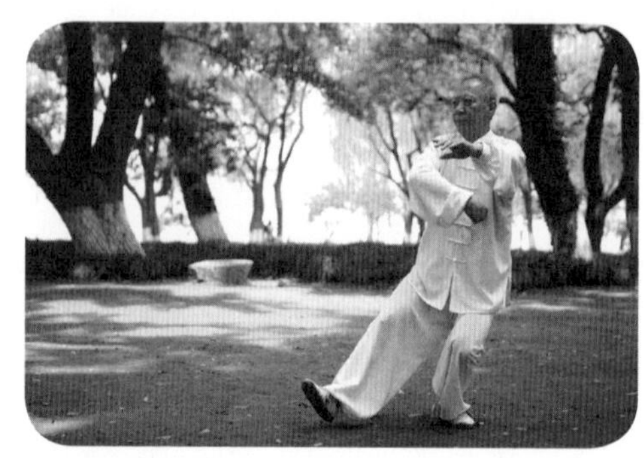

對於年輕人來說，登山是一項好的運動。在登高的過程中，人體的心跳和血液循環加快，肺活量明顯增加，內臟器官和身體其他部位的功能同樣得到很好的鍛鍊。此外，山中空氣新鮮，陰離子含量高，在這樣的環境中鍛鍊，有益於身心健康。對於老年人來說，登山要量力而行，注意安全。

此外，跑步、散步、打太極拳、做健身操等運動，也能增強體質，提高肺臟的功能和抗病能力。

健康指南

秋季潤肺食療方

秋梨50克，去核切碎，米50克，同煮成粥，加冰糖適量。此粥具有生津止渴、潤肺化痰的功效。

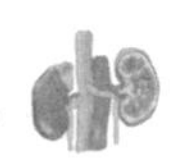

三、白色食物宜養肺

《黃帝內經·素問》中有「色白入肺」的記載。也就是說，多吃白色食物，具有養肺的功效。平時腸胃脆弱但又容易胖的人以及膚色不佳的人，要多吃一些白色的食物。

1 杏仁

杏仁味苦性溫，入肺、大腸經，具有平喘、止咳、去痰、潤腸等功效，適量食用可以預防喉痛、咳喘、腸燥、便秘。

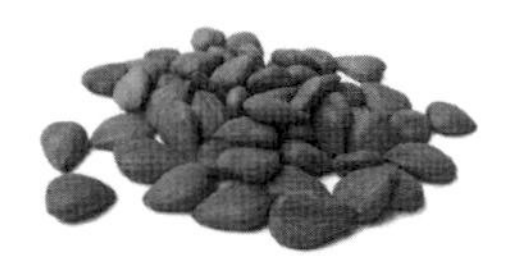

2 百合

百合性平味甘，入心、肺二經，具有清熱、潤肺、止咳、寧心、安神等功效，適合失眠多夢、神經衰弱及神志恍惚的人食用。現代醫學研究證實，百合具有明顯提高淋巴細胞轉化率和增強人體免疫功能的作用，可抑制腫瘤的生長。

3 白蘿蔔

白蘿蔔性涼味辛，入肺、胃二經，具有利小便、消積食、化痰熱等功效。此外，白蘿蔔含有豐富的維生素A、維生素C，可以促進血紅素的合成，提高血液的濃度。現代醫學研究證實，白蘿蔔可抑制癌細胞增生，是很好的抗癌食物。

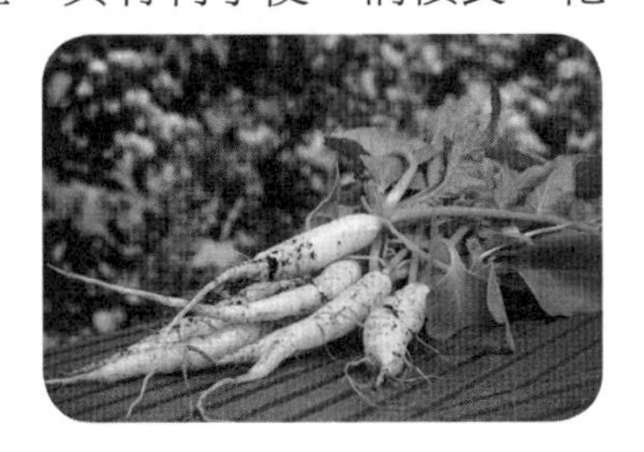

4 梨

梨自古被尊為「百果之宗」，具有潤肺、止咳、消痰、降火

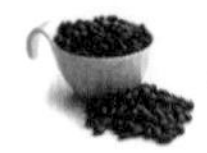

等功效。在秋季，若因氣候過度乾燥，繼而出現口渴、便秘、乾咳等；或因內熱導致煩渴、咳喘及痰黃等症狀，可多食梨。需要注意的是，體質虛寒、寒咳者不宜生吃梨，必須隔水蒸過、煮湯，或與藥材清燉亦可；若長期腹瀉的人，不宜多吃梨，因梨性寒，多食會導致腹瀉加劇。

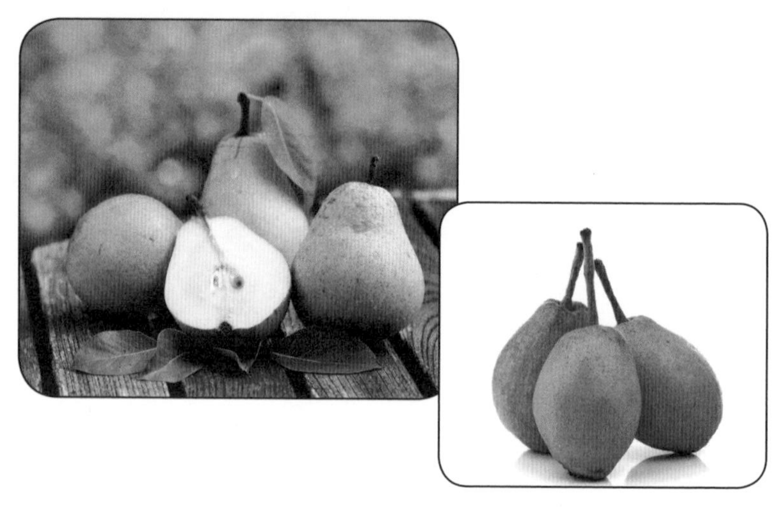

此外，其他的白色食物還有白菜、蘑菇、甘蔗、山藥、白芝麻、白芍等。

健康指南

秋季潤肺食療方

百合10克，米50克，同煮成粥，加冰糖適量。此粥具有養陰潤肺、清心安神的功效，適用於肺熱久咳、體虛勞嗽等症。

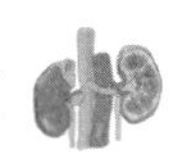

四、清除肺火的食療方

肺火同樣有虛火和實火之分。

肺實火的症狀主要表現為咳痰，並且痰呈黃色，還伴隨嗓子疼、口渴、大便乾燥等。肺實火吃什麼好呢？吃百合，用3～5瓣鮮百合蒸著吃或煮粥吃，也可以用羅漢果泡水喝。

肺虛火主要表現為久咳不癒，並且咳嗽時沒有痰或痰少。肺虛火又分為燥熱型和虛熱型兩種。

燥熱型虛火表現為乾咳、無痰、口渴，常發生在感冒、發熱以後。即感冒好了，但咳嗽卻沒好，到醫院也沒有檢查出問題，只是氣管有點兒肺紋理增粗，這種症狀多為燥熱型虛火。而虛熱型肺火主要表現為手腳心發熱、臉紅、夜裡出汗等症狀。

清除燥熱型虛火的食療方

把洗好的梨挖個洞，在其中放入3克川貝粉，一起放入鍋中蒸10分鐘左右，蒸好後，連梨帶川貝粉一起吃。

清除虛熱型肺火的食療方

麥冬10克，天冬10克，一起煮半個小時，每天當茶飲，可以清肺熱。

麥冬

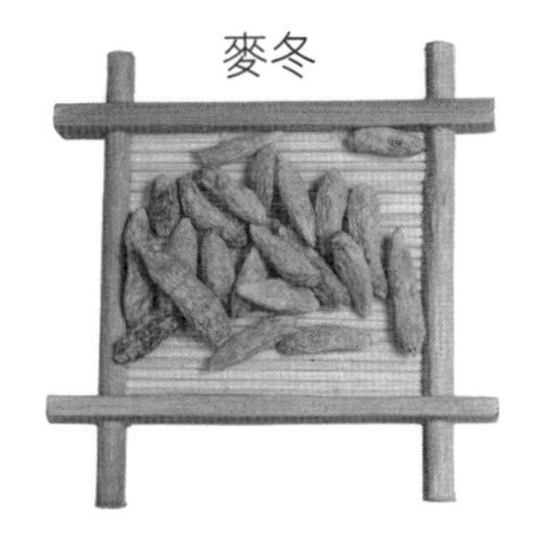

天冬

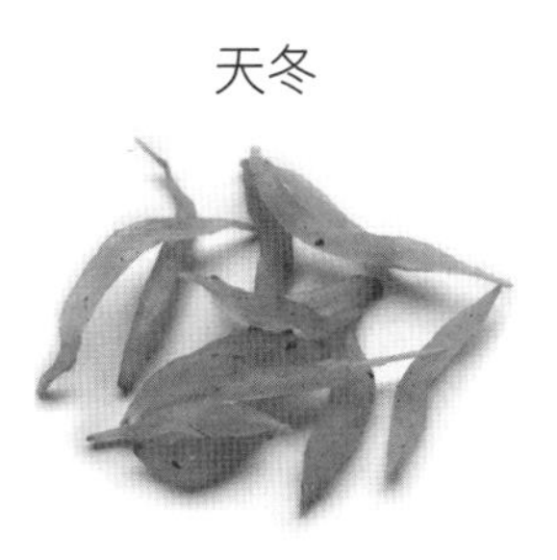

五、悲傷肺，養肺還需笑口常開

中醫認為，情志的變化分別由五臟所主，情志活動是以五臟精氣為基礎的，不同情志變化必將影響與其相應的臟腑。

《黃帝內經．靈樞》中指出：「憂愁者，氣閉塞而不行。」一個人情緒低落，精神不振，必然導致肺氣不利而發生病變，過度憂傷會導致肺氣閉塞，出現胸膈滿悶、長籲短歎等症狀，影響肺氣的宣發。

喜能抑制憂，所以笑口常開有益於養肺。不同程度的笑對機體來說都是很好的運動，經常笑一笑，還能使胸部擴張，肺活量增大，特別是清晨鍛鍊時，如果能開懷大笑，可使肺部吸入大量的氧氣，呼出二氧化碳，加快血液循環，從而達到心、肺及其他臟腑的氣血調和，有利於身體健康。

笑還能宣發肺氣，調節人體氣機的升降，並且還能消除疲勞、驅散抑鬱、解除胸悶，對身心健康非常有益。

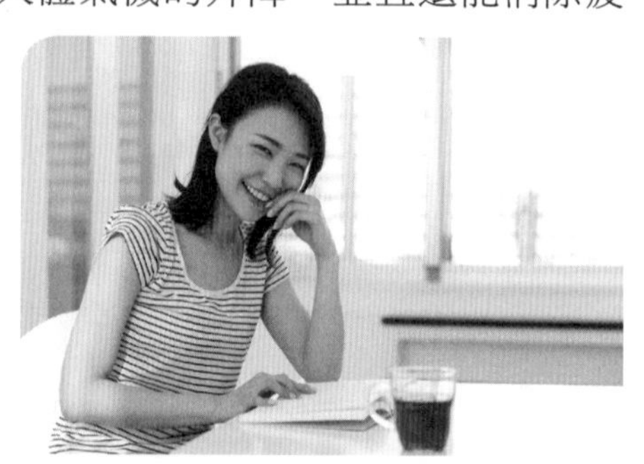

當然，笑雖然能祛病強身，但應該適度，過分地笑、時常地笑會傷氣，對心、肺有害。

健康指南

學會自己創造快樂

要善於從自己身邊尋找快樂。現實生活中，有的人總是「三點一線」，生活刻板，有的人則把業餘生活安排得豐富多彩。因此，要學會自己創造快樂。

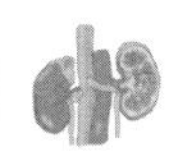

六、肺經當令，寅時要深睡

中醫認為，肺能「朝百脈」，全身的氣血首先匯集於肺，然後由肺調配輸佈於全身。養生講求人體氣機要順應自然，所以，中醫的經脈始於肺經，人體的氣機也是從肺經開始。

寅時肺經當令，寅時就是凌晨3：00～5：00，經脈氣血循行流注至肺經。這個時間是氣血從靜變為動的開始，也是肺經排毒的時間。這個過程需要人在深度睡眠的狀態下才能很好地完成。

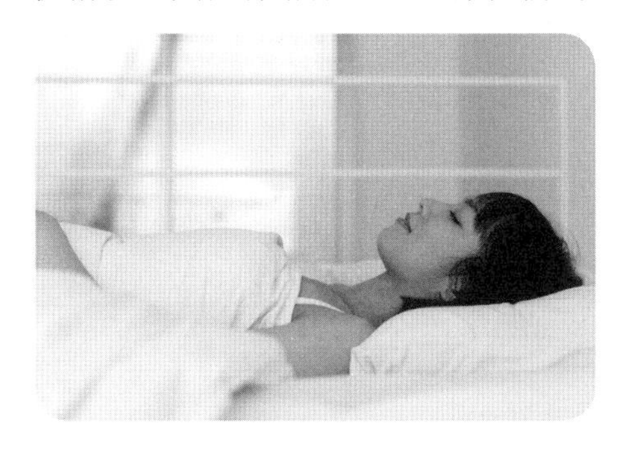

因此，此時最重要的是深度睡眠。事實上，正常人在這一時段恰恰是睡得最沉的時候，這對養肺非常重要。

患有哮喘症、氣喘症的人，在這個時段咳嗽得最厲害，這是肺系統正常排毒的反應。有的人一到這時咳得厲害，就趕緊服用止咳藥，這種作法是不科學的。因為服藥後，表面上看咳嗽有所緩解，實際上，肺系統的排毒功能已經被藥物所抑制，久而久之，會導致更嚴重的病症。

面對這種情況，我們應該怎麼辦呢？除了喝點溫開水或吃點水果鎮咳外，還可以按揉穴位止咳。按揉太淵穴，可達到很好的止咳功效。太淵穴位於掌後橫紋上，橈動脈橈側凹陷處。如果總有吸不上氣的感覺，也可以點揉此穴，補氣效果較好。

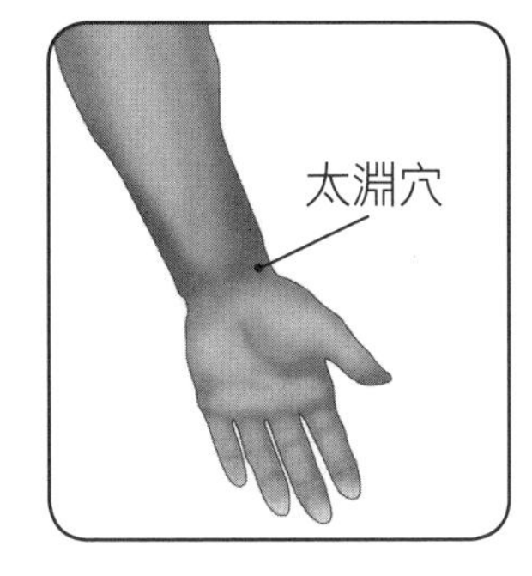

七、養肺氣，需常練下蹲功

運動是養肺氣不可缺少的一環，以下幾個簡便實用的下蹲功值得學習。

1 借物蹲

將背部、腰骶部依靠在牆上，或是手握欄杆下蹲，練習1～5分鐘。借物分解身體重量，使下蹲訓練變得容易進行，適合於年長體弱者初期練習。

2 八卦蹲

兩腳開立，與肩同寬，兩腳平行，雙膝彎曲小於 90°角，臀部保持直立，距離地面不超過10公分，練習1～5分鐘。

3 踮蹲

兩腳的前腳掌著地，腳跟離開地面，雙膝彎曲，軀幹下沉，大腿靠近小腿。練習踮蹲有一定的難度，練習時不要勉強，時間控制在1分鐘以內。

運用以上方法練習時，要有意識地使用腹式呼吸法，即呼氣時盡量收縮腹部，吸氣時慢慢擴充腹部，這種呼吸方法能夠攝入更多 多的氧氣，有助於提高心肺功能。

健康指南

協助你的肺臟排毒

早晨，自然站立於空氣新鮮的地方，深吸一口氣，同時緩慢

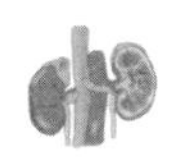

地抬起雙臂，然後在迅速垂下雙臂的同時，呼出空氣，隨後咳出痰液，以便清除肺部的毒素。如此反覆，持之以恆，便能產生協助肺臟排毒的作用。

八、按摩鼻子，可以潤肺

鼻子是人體與外界氣體交換的通道，與肺直接相連，因而鼻子被稱為肺之竅。中醫認為，肺氣調和，鼻子就能辨別氣味；鼻子通氣和辨味，依賴於肺氣的作用。

鼻子的疾患常與肺有密切的聯繫，經常按摩鼻子兩側，可以使鼻腔血流通暢，溫度升高，從而使可吸入的空氣變溫，使肺部減少受冷空氣的刺激。因此，堅持按揉鼻子，能增強局部氣血流通，產生潤肺的作用。

《內功圖說》有一種健鼻功，具體作法如下：

（1）摒棄雜念，雙目注視鼻端，用兩手拇指指腹按揉鼻頭36次，力度以感覺熱、麻為宜。

（2）雙手拇指彎曲，用指節背部從迎香穴至鼻根，來回推擦，力度均勻，往覆100次。

（3）用一指尖輕掐人中穴，以順時針方向按揉20～30次，再逆時針方向按揉20～30次，然後用指腹點按人中穴10次。

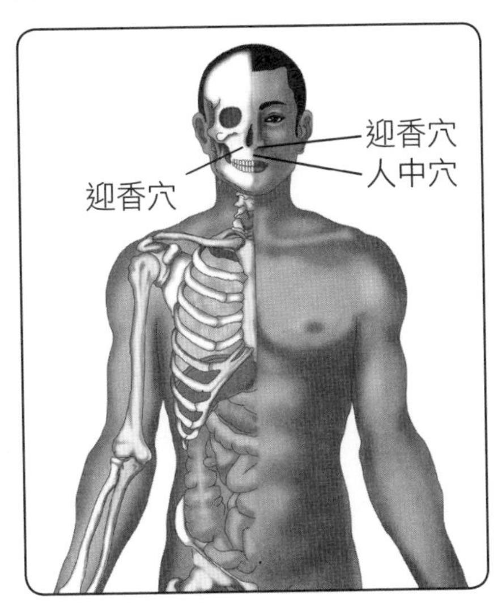

健康指南

唱歌也能宣肺

唱歌是一種保護肺臟和調節心情的好方法。唱歌能刺激體內抗體的產生，保護上呼吸道免受感染；唱歌時，能改善人的呼吸，增加身體的氧氣供應量；唱歌還能排出肺部的廢物，宣通肺氣。

九、簡單實用的穴位按摩止咳法

按摩身體的某些穴位，能夠有效緩解咳嗽。

1 頭部穴位

穴位：迎香穴（見圖）、百會穴、百勞穴。

手法：按摩迎香穴、百會穴、百勞穴各20～30次。迎香穴位於人的鼻翼兩側外緣與臉頰的相接點；百會穴位於人體頭部，前髮際正中線後5寸，約當兩側耳郭尖連線中點；百勞穴在項部，當大椎穴直上2寸，後正中線旁開1寸。

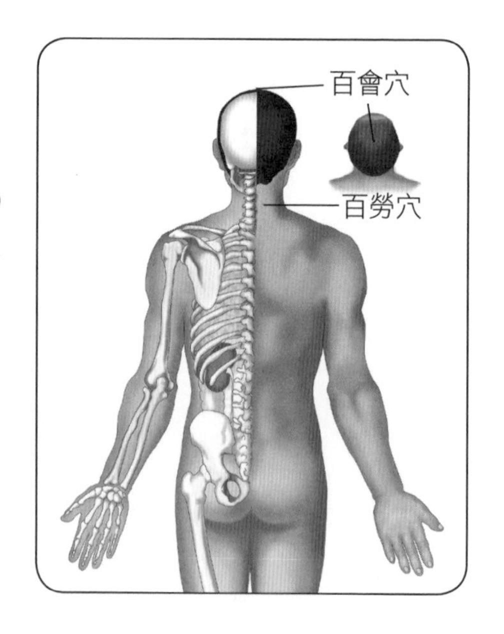

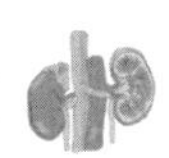

2 足部穴位

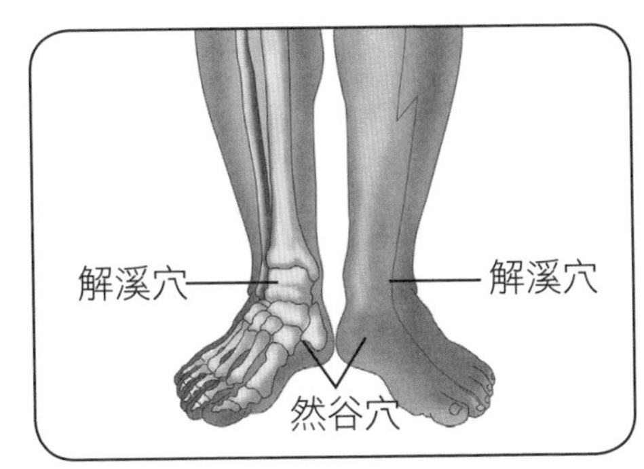

穴位：湧泉穴（見圖）、解溪穴、然谷穴、太溪穴（見圖）。

手法：單指扣拳，點按以上穴20～30次，力度適中。湧泉穴位於足前部凹陷處第2、3趾趾縫紋頭端與足跟連線的前三分之一處；解溪穴位於足背踝關節橫紋中央，長伸肌腱與趾長伸肌腱之間凹陷中；然谷穴位於人體的足內側緣，足舟骨粗隆下方，赤白肉際間；太溪穴位於足內側，內踝尖與腳跟骨筋腱之間的凹陷處。

第九章

大腸，清除體內垃圾的「健康衛士」

《千金要方》記載：「大腸者，為行道傳瀉之腑也。」

也就是說，大腸相當於負責轉運物品的官員。大腸傳導的過程，就是營養物質在大腸中進行最後的過濾，把營養物質徹底吸收利用，把糟粕排出體外。在這個過程中，大腸就像物流站，把需要運送的物品送達目的地。東漢養生家王充說「欲得長生，腸中常清；欲得不死，腸中無滓。」意思是，保持大便暢通而無積滯，就能健康長壽。

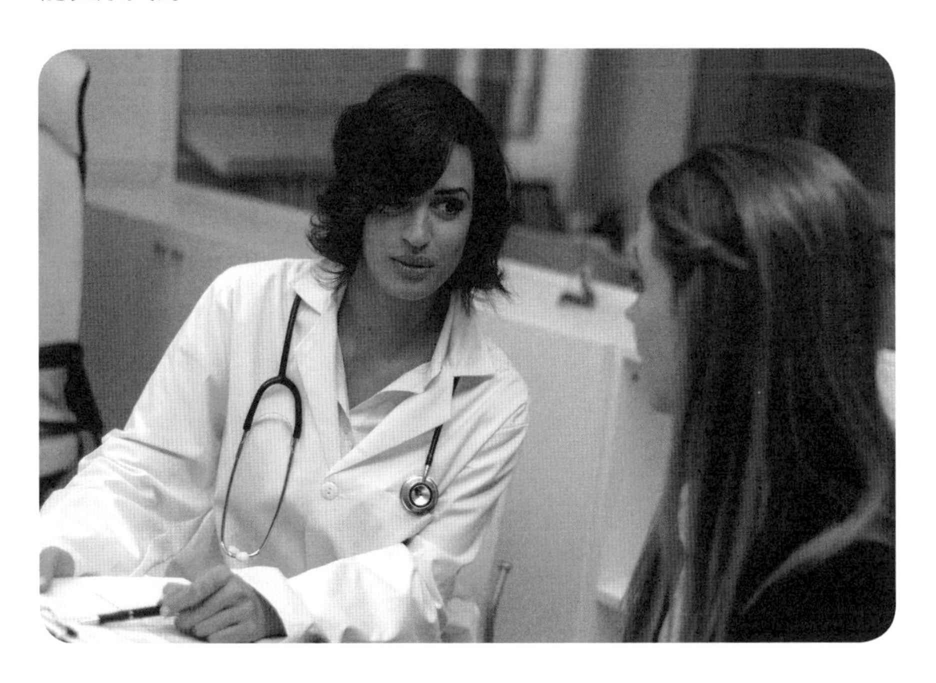

一、大腸為傳導之官

中醫稱大腸為「傳導之官」，什麼意思呢？即食物被小腸吸收後，傳送到大腸的物質以水和糟粕為主，同時，還夾雜了一些沒有被吸收的營養物質，這時就必須依賴大腸的傳導功能。

大腸傳導的過程，就是營養物質在大腸內進行最後的過濾，徹底被吸收和利用，再把糟粕傳到肛門，排出體外。

不過，大腸不像小腸那樣具有泌別清濁的功能，如果糟粕不能及時排出，大腸就會把其中好的、壞的物質一併吸收。一些有毒物質被大腸吸收後進入血液，諸多問題就會找上門來。

因此，東漢王充曾說：「欲得長生，腸中常清；欲得不死，腸中無滓。」

意思是，保持大便暢通無積滯，就能有益於健康長壽。

健康指南

潤腸安眠粥

柏子仁15克，米100克，蜂蜜適量。先將柏子仁洗淨後搗碎，同米入鍋，加水適量，大火煮沸後，小火熬成粥，加入蜂蜜即成。

米

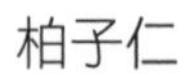

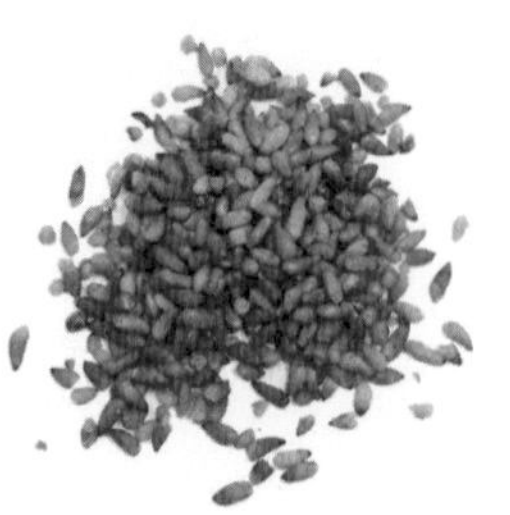

蜂蜜

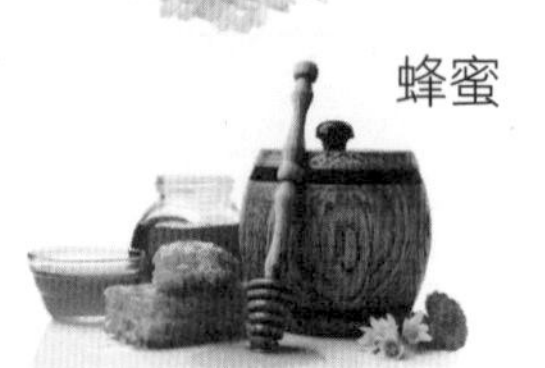

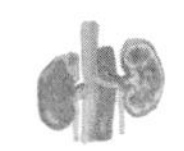

二、看大便知健康

人們常將經大腸排出的大便視為污穢之物，不太願意提及。事實上，身體健康與否，從大便就可以看出來。

大便的形狀、顏色、氣味都代表著不同的含義，經常觀察大便，就能從中讀出身體的健康狀態。

1 看大便的形狀

通常情況下，正常的大便是圓柱形的，較軟。異常的形狀包括太硬、太稀，甚至呈黏液狀或水狀。排便的間隔應該是每天一次或隔天一次。形狀異常大便所反映的排便人身體狀況見下表。

大便形狀	所反映的排便人身體狀況
大便過硬	排便人患有習慣性便秘
羊糞狀	排便人患有痙攣性便秘
扁形帶狀	排便人肛門狹窄或肛門直腸附近有腫瘤
糊狀	排便人消化不良
液體狀	排便人患有食物中毒性腹瀉或其他急性腸炎
膿血狀	排便人患有細菌性痢疾
黏凍狀	排便人患有結腸炎或慢性痢疾
細而扁	排便人可能患有直腸潰瘍
大便某處總有缺陷	排便人腹腔內可能有腫瘤

2 看大便的顏色

健康人的大便呈黃色或褐色。如果吃含有碳水化合物的食物多，大便呈黃色；如果吃含蛋白質的食物多，大便則呈褐色；如果服用了某種藥物，大便的顏色會隨著藥物、食物而發生改變。

顏色異常大便（特指未服用能改變大便顏色的食物或藥物的情況下）所反映的排便人身體狀況見下表。

大便的顏色	所反映的排便人身體狀況
黑色	表明消化道出血，如胃潰瘍、惡性腫瘤等
紅色	表明可能患有消化道出血性疾病，如直腸癌、痔瘡、肛部腫瘤、直腸息肉等
陶土色	表明可能患有膽結石
綠色	表明患有消化不良或腸道功能失常等疾病（食用大量蔬菜也會使大便呈綠色）
綠色帶有膿液	表明可能患有急性腸炎

3 聞大便的氣味

許多人可能會說，大便的氣味當然是臭的。不錯，但臭味也是有區別的，具體情況見下表。

大便的氣味	所反映的排便人身體狀況
臭味中伴有刺鼻的酸味	可能是發酵性消化不良所引起
臭味中伴有燒焦味	可能是消化不良所引起
臭味中帶有腥味	表明消化系統有出血的情況，而且出血量較多

所以，時常關注一下自己的大便是個好習慣，這樣我們就能提早發現身體的健康問題，儘早就醫。

健康指南

預防痔瘡的自我按摩法

大便不暢是許多人的心病，長期如此，就會使人患上痔瘡。

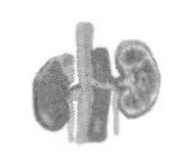

為了提早預防痔瘡的發生，可以在臨睡前用手自我按摩尾骨尖上的長強穴。每次按摩5 分鐘，可改善肛門血液循環，從而預防痔瘡。長強穴的取穴方法是：跪伏，於尾骨尖與肛門連線之中點取穴。

三、保持腸道活力的好習慣

要想保持腸道活力，需要從以下幾個方面進行調養。

1 節制三餐

高脂肪、高蛋白、重口味、低纖維的飲食，是增加腸道負擔的元凶。長此以往，腸道就會不堪重負，宿便大量堆積於腸道內，不僅影響健康，還會增加患腸癌的風險。所以，管好自己的嘴，做到三餐有節制，合理搭配營養，少吃油膩及刺激性食物，適當吃些紅薯、玉米等粗糧，才能促進腸道蠕動，使腸道保持活力。

2 蔬果不可少

新鮮水果和蔬菜含有豐富的纖維素，可以幫助排除體內的毒素，縮短毒素留在體內的時間。如果每天飲食中都有適量的果蔬搭配，就能維持腸道的健康，保持人體膳食平衡。專家建議，每天吃3～5種果蔬很有必要，尤其以新鮮的時令果蔬為宜。

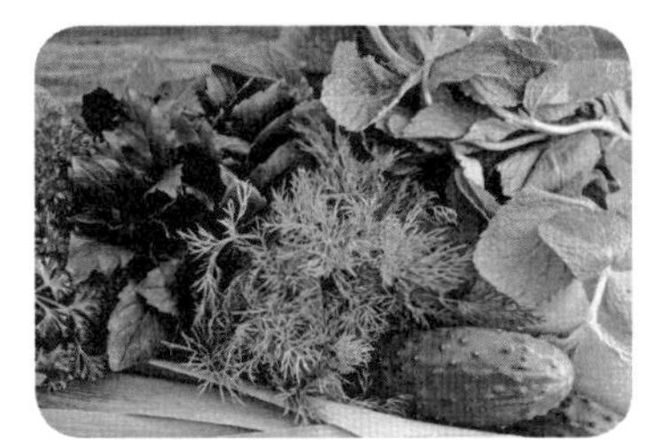

3 晨起一杯溫開水

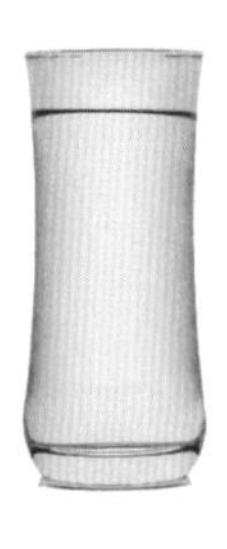

溫開水能促進新陳代謝，減少糞便在腸道內的停留時間。所以，每天清晨空腹喝一杯溫開水有助於排毒。喝水就等於給腸道洗澡，進入腸道的水不但能產生潤滑腸道、清除垃圾的作用，還能避免大便乾燥。

4 補充體內有益菌群

益生菌能清理腸道垃圾，抑制、抵禦病菌對身體的侵襲，加強營養吸收，清除衰老因數，有效維護腸道的年輕態。所以，每天喝點優酪乳，就能增加腸道內的益生菌。

5 堅持鍛鍊身體

無論哪種運動，都能或多或少地對腸道產生按摩作用。因此，選擇自己喜歡的運動項目，並持之以恆地堅持下去，對腸道有好處。此外，俯臥撐、揉腹等專門針對腸道的運動，更能促進腸道蠕動，加速排便，防止腸道老化。

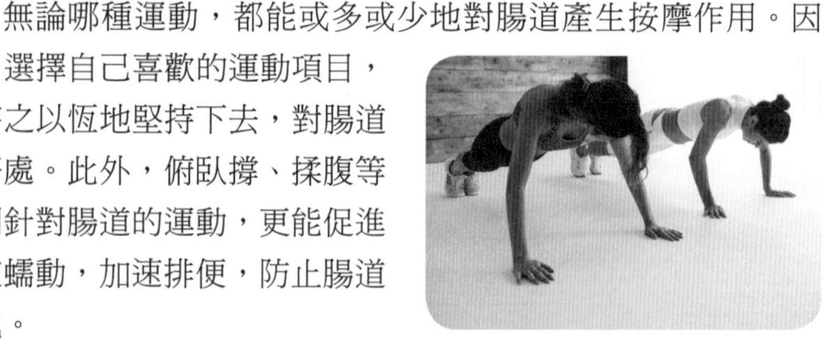

6 保持好心情

不良情緒是導致腸道生理功能紊亂的罪魁禍首。因此，學會控制情緒，保持樂觀的心態，是維護腸道內環境的潤滑劑。

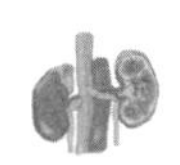

健康指南

預防便秘的良方

（1）雙手握拳，輕輕敲打後腰，既能緩解腰痠背痛，又能刺激腸胃蠕動。

（2）洗澡時，可以一邊按摩腹部，一邊淋浴，如果再用噴頭以溫水沖洗肛門2分鐘，可以舒緩肛門括約肌，讓排便更輕鬆。

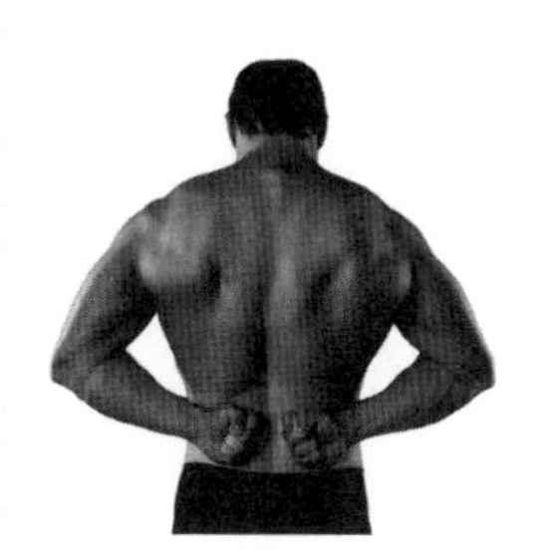

（3）睡前按摩腹部，可以促進第二天早上排便。方法是：以肚臍為中心，用手掌順時針方向按揉100次。

四、卯時排便，順應大腸工作的節奏

肺與大腸相表裡，卯時肺將血液輸送到全身，並促進大腸完成傳化糟粕、形成糞便的過程。

卯時是指早晨5：00～7：00這個時段，此時大腸經當令，也就是大腸經運行的時間，大腸排毒的時間。

因此，早晨起床後一定要利用這個時間段來清理大腸內的殘渣，最重要的就是「開天門，開地戶」。意思是清晨五點多鐘天亮了，提示我們「開天門」，就是睜眼睛，「開地戶」就是肛門要排便。

排便對人體的排毒至關重要，此時應該起床，喝杯溫開水，然後去排便，即使沒有便意也應蹲幾分鐘，養成一種習慣，就不容易產生便秘了。

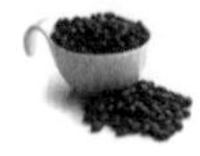

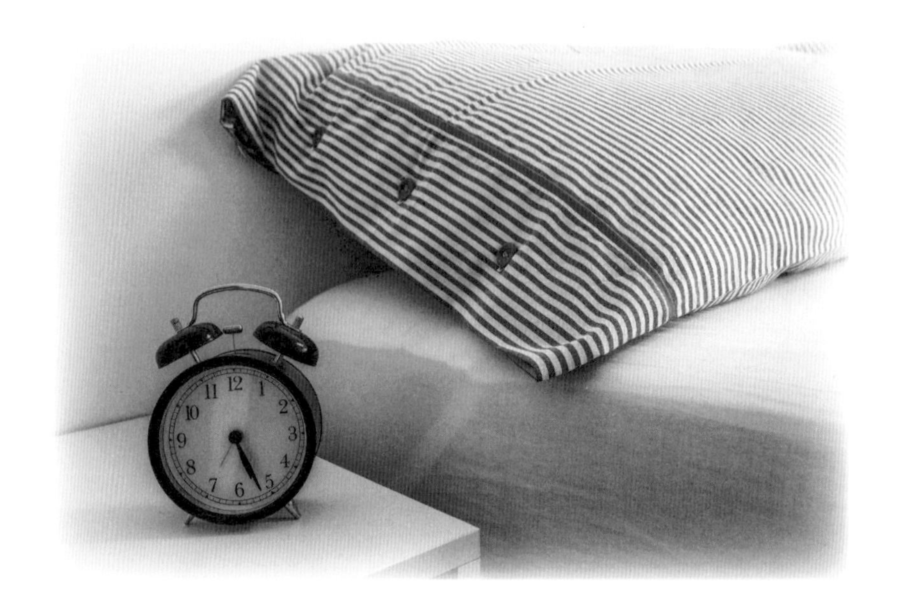

五、常給腸子洗洗澡

人們常說：「人無病，腸要淨。」說明腸子乾淨對健康非常重要。大腸功正常的情況下，不斷地接受來自小腸的食物殘渣和水分，並且將糟粕排出體外，其自身並不會被污穢之物所污染；而當大腸功能失常時，就會出現擁塞不通的情況，其自身也會被污穢之物所侵襲。此時，如果不給大腸洗洗澡，各種病菌就會乘虛而入，使大腸感染疾病。

如何給大腸洗澡呢？以下兩種方法值得嘗試。

1 做瑜伽

瑜伽中的腹式呼吸，是一種深度呼吸，可以讓機體更有效地吸入氧氣和排出廢氣。這是一種簡單有效的排毒方式，還可以放

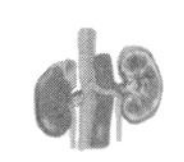

鬆精神。

腹式呼吸的方法是：均勻地慢慢地深深吸氣，同時腹部鼓起；然後均勻地慢慢地呼氣，呼氣時，腹部收縮，吐盡腹中濁氣。

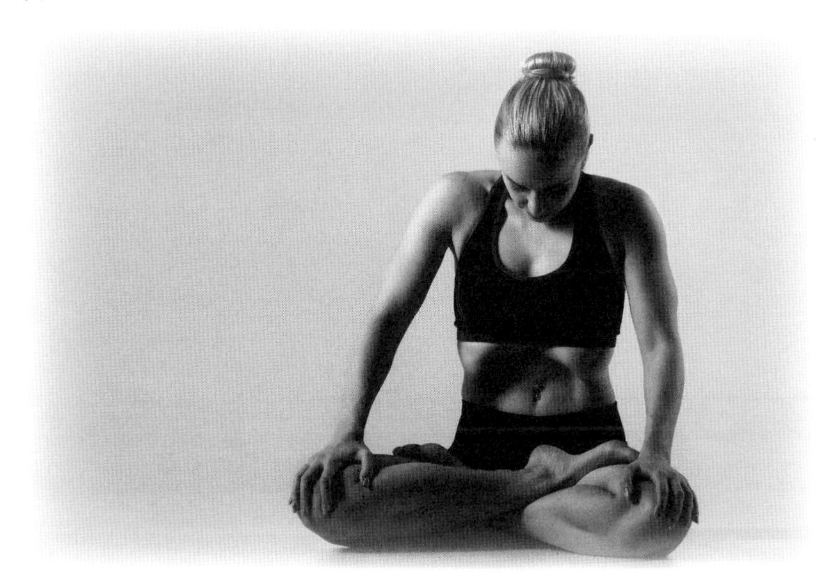

2 吃排毒食物

把排毒落實在日常生活中，是為大腸洗澡最簡單的辦法。適合排毒的食物主要有以下幾種。

豬血：豬血的血漿蛋白被胃酸分解後，能產生一種解毒清腸的成分，可以與粉塵、有害金屬微粒發生化學反應，促使其排出體外。

芹菜：芹菜中含有大量的纖維素，能促進腸道蠕動，促進排便。

冬瓜：冬瓜有明顯的利尿作用，能促進體內毒素透過尿液排出體外。

黑木耳：黑木耳含有一種特殊的植物膠質，具有較強的吸附力，能吸附停留在人體消化道和呼吸道的灰塵和雜質，使其排出體外。

南瓜：南瓜中富含果膠，果膠進入人體後，可以中和多餘的膽固醇，促使其排出體外。

胡蘿蔔：胡蘿蔔能有效降低血液中汞的含量，促使體內的重金屬元素排出體外。

大蒜：大蒜中富含抗生素，能激發體內免疫細胞吞噬體內的垃圾，從而達到清理腸道的目的。

綠豆：綠豆可以「解百毒」，能加速體內有毒物質的代謝轉化，促進體內毒物排出體外。

健康指南

防治便秘的小偏方

（1）取牛奶250 CC，調入蜂蜜60克，攪拌均勻後，加入幾滴蔥汁，於每天早晨空腹時服用。

（2）取鮮無花果1～2個，每晚睡前食用。

（3）每天早晨空腹用溫開水送服一小匙香油。

六、每天拍拍大腸經，內外舒暢兩手輕

大腸經是手陽明大腸經的簡稱，為十二經脈之一。本經起於商陽，止於迎香，左右各20個穴位。大腸經的循行路線如圖所示。

保養大腸的秘訣，是經常拍打大腸經。手握空拳（微握拳，不必太用力），從手腕開始，沿著大腸經的行經路線從下往上敲

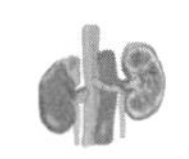

（因為大腸經的氣血行走方向是從下往上）。

手陽明大腸經是位於手臂外側的一條經絡，很好找。坐在椅子上，右臂彎曲伸向左側，把手放在左側大腿上，然後用左手從手腕開始往上拍打，經肘部，直到肩膀，拍到的就是大腸經；站位也可以，右臂自然下垂，同樣的方法，左手握空拳拍打右臂。拍打的力量不要太重，一隻手拍6分鐘即可，然後換手，用右拳拍打左臂，一定要把整條經都拍到了。

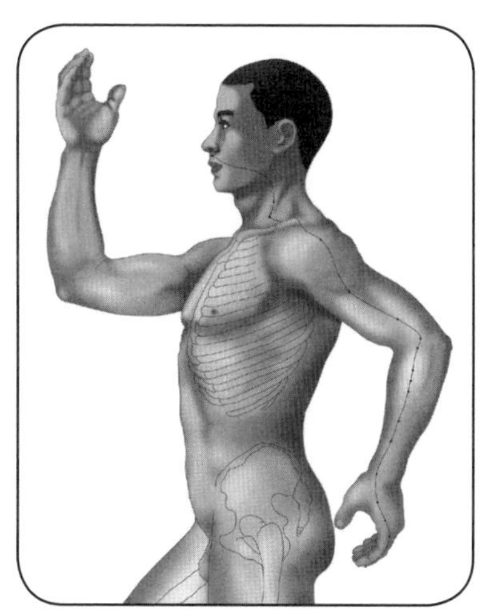

手陽明大腸經

每天堅持拍打一次，保持大腸經氣血的旺盛通暢，不知不覺中，身體內外的很多健康問題就解決了。

大腸經通暢了，大腸的功能好了，排泄正常了，垃圾廢物就不會堆積，也不會給身體留下毒素等後患，便秘和腹瀉的機率就會大大降低。

肺與大腸相表裡，同時有關肺的問題，如咳喘、感冒、皮膚病等問題也就少了。

對於那些整天操作電腦、開車的人來說，拍大腸經還有一個最直接的好處，那就是舒活了整個手臂的氣血，讓手臂得到放鬆，可以預防手臂痠脹疼痛等麻煩。

一句話，每天拍拍大腸經，內外舒暢兩手輕。

七、輕鬆解決老年人便秘的按摩良方

年輕人便秘尚且苦不堪言，老年人便秘更是可怕。這和老年人的年齡和身體狀況有關。

老年人常常患有高血壓、動脈硬化和冠心病等疾病，如果經常便秘，排便時用力過猛，會使全身肌肉緊張、血管收縮，導致血壓驟升；同時對胸腔和腹腔壓力增大，致使血液沖至腦內血管，造成顱內壓力劇增，容易發生腦出血。

除此之外，便秘的老年人排便時，突然用力還會因腹部壓力增高、精神高度緊張，出現心肌暫時性缺血，導致心律失常或心肌梗塞，甚至猝死。

所以，老年人患上便秘更為可怕。老年人一旦患了便秘，一定要及時治療，以免由此引起各種意外。

既然便秘對老年人的影響這麼大，那麼老年人怎樣治療和預防便秘呢？首先，我們要先瞭解便秘的類型。

便秘分為繼發性便秘和功能性便秘兩種。繼發性便秘是指由某種疾病，如結腸中有炎症、息肉、腫瘤等所引起的便秘。功能性便秘是指全身性疾病或腸道疾病引起的持續性便秘。

老年人患上便秘一定要到醫院檢查，弄清自己屬於哪種類型的便秘。如果是繼發性便秘，就要先查明病因，然後進行治療。如果是功能性便秘，除了養成定時排便的習慣，飲食上多吃一些富含纖維素的食物，加強體育鍛鍊外，還可以嘗試以下幾種按摩方法，從而緩解便秘和減少便秘的發生。

1 足底按摩法

（1）選取胃、十二指腸、肛門反射區進行按摩，每天1～2

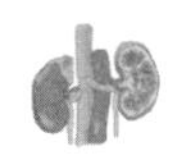

次，每次15～20分鐘。

（2）用健身錘敲打足三里穴，雙側每次各敲打1分鐘，每日1次。敲打足三里具有調節脾胃、補中益氣的作用，還能刺激腸胃蠕動，提高消化酶的活力，增進食慾，助消化，改善便秘。

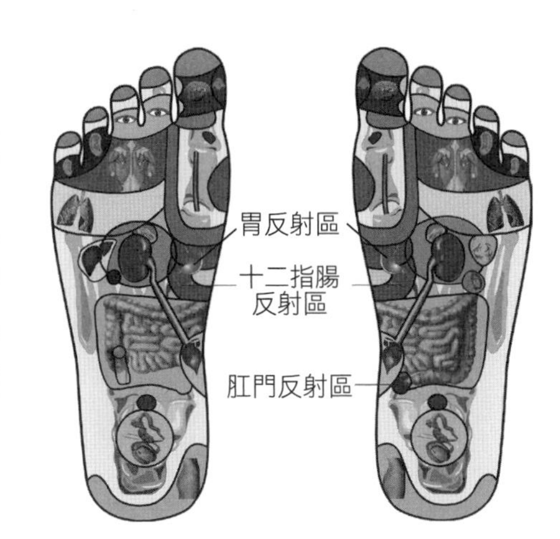

2 腹部按摩法

唐代名醫孫思邈在《千金要方》中指出：「摩腹數百遍，則食易消，大益人，令人能飲食，無百病。」因此，可以每天按照以下方法按摩。

（1）摩腹。仰臥於床上，用右手或雙手疊加按在腹部，以順時針方向做環形有節律的撫摸，力度適當，動作流暢，撫摸3～5分鐘。

（2）推肋。仰臥於床上，兩手掌放在體側，用掌根從上向下推兩側肋部，反覆做1分鐘。

（3）按揉天樞穴。仰臥於床上，兩手分別用中指指腹放在同側的天樞穴上，中指適當用力，順時針按揉1分鐘。天樞穴位於臍中旁開2寸，腹直肌中。

（4）按揉關元穴。仰臥於床上，一手中指指腹放在關元穴上，適當用力按揉1分鐘。關元穴位於臍下3寸，腹正中線上。

3 腰骶按摩法

（1）推擦腰骶部。腰骶部是指臀部上緣水平面的脊椎及以下的所有脊椎骨，包括五塊腰椎、一塊骶骨和尾骨，是脊柱正中，皮帶以下部位。方法是：坐於床上，兩手五指併攏，以掌根貼於同側的腰骶部，適當用力，自上而下推擦數次，直至腰骶部發熱為止。

（2）按揉腎俞穴。坐於床上，兩手扠腰，兩拇指按於兩側腎俞穴上，適當用力，按揉1分鐘即可。（腎俞穴見前面圖）

以上的按摩方法能調理腸胃功能，鍛鍊腹肌張力，增強體質，尤其適合於慢性便秘的人。但需堅持早晚各按摩一次，手法應輕快、靈活。

健康指南

飯後不可立即按摩腹部

如果飯後立即按摩腹部，會加快胃的蠕動，使那些還未完全消化的食物過早地被推入小腸，不僅增加了小腸的負擔，而且使食物的營養素得不到充分的消化吸收。因此，飯後一小時後方可按摩腹部。

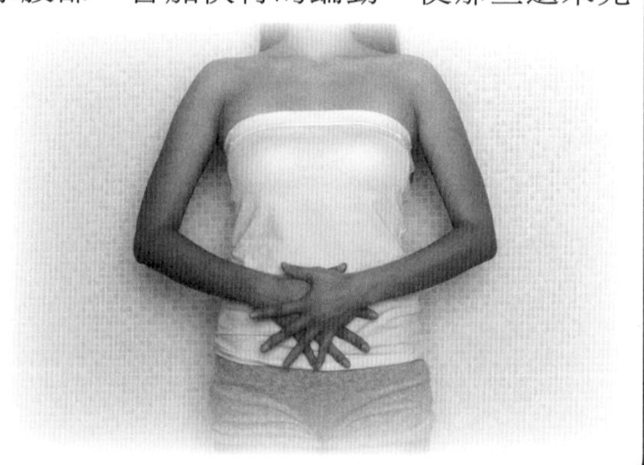

第十章

腎為先天之本，養腎就是養命

腎是先天之本，其中儲藏著人體的元氣。腎主藏精，即先天之精和後天之精。先天之精源於父母之精，後天之精來自脾胃的「水穀之精」。這是維持人體生命活動的物質基礎。腎精充沛意味著身體健康，腎精不足表明人體處於虛弱狀態。所以，要想健康長壽，就必須保養好腎臟。

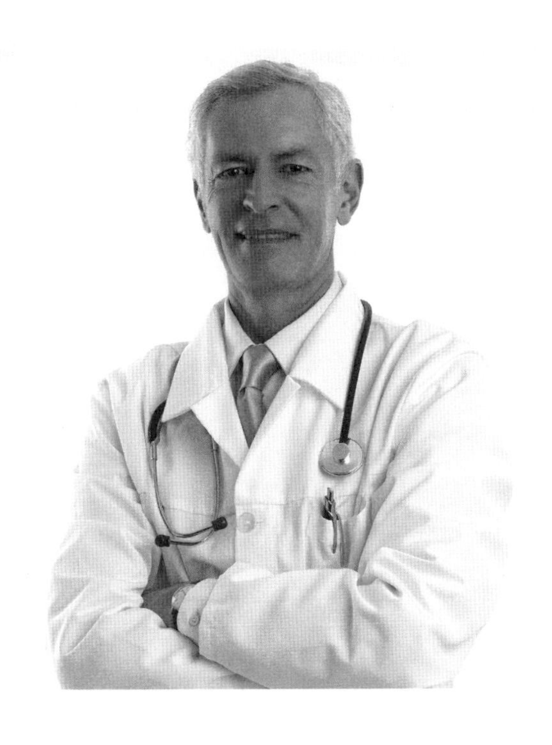

一、養腎是一生的必修課，需時時保養

中醫認為，腎具有儲藏精氣的功能，與人體生長發育和生殖能力密切相關。精是構成人體的原始物質，也是人體各種功能活動的物質基礎。

腎所藏的精包括「先天之精」和「後天之精」。「先天之精」秉承於父母，是構成胚胎發育的原始物質，是與生俱來的，故有「腎為先天之本」之說；「後天之精」來源於攝入的飲食，透過脾胃運化水穀而生成的營養物質，轉輸入五臟六腑，成為臟腑之精。

「先天之精」有賴於「後天之精」的不斷充實壯大。當臟腑之精充盛，除了供應本身生理活動所需外，剩餘的部分就會貯藏於腎，以備不時之需。當五臟六腑需要時，腎再把所藏的精氣重新分配。

因此，腎精的盛衰，對五臟六腑都有影響，而一個人身體強壯與否與腎氣有著莫大的關係。有人說，養腎是一生的必修課，這種說法一點兒也不誇張。我們從人一生中身體發育的各個階段來分析，就能窺探一二。

人從幼年時期，腎的精氣逐漸充盛。腎藏精，精能生髓，髓藏於骨腔中以營養骨骼，所以說腎主精。牙齒是腎的花朵，由腎精所充養，所以人在幼年階段會換牙。

到了青春期，腎氣充盈。男子能產生精液，女子開始出現月經，這個時候，人的性功能逐漸成熟，進而具備了生殖能力。

等到老年的時候，腎氣漸衰，性功能和生殖能力逐漸減弱或消失，身體也逐漸衰老。

可以說，人的一生中，每個階段都與腎氣密切相關。如果一

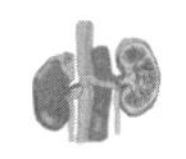

個人的腎氣不那麼他的生活品質一定較差。如果腎功能失常，生長髮育和生殖能力都會受到影響。如小兒發育遲緩，成年人未老先衰，成年女性無月經，成年男性陽痿、早洩等，都是腎精不足所致。

由此可知，養腎應該作為一生的必修課，需時時保養，方可擁有健康的人生。

二、腎虛的八種信號

腎臟出了問題，會從體徵方面表現出來。以下幾種身體變化多是腎虛的信號，如果發現問題出在自己身上，需提早預防。

1 無緣無故發胖

如果平時很注意自己的體形，不但注意控制飲食，還經常健身，但依然莫名體重增加了，出現這種情況，有可能是腎虛引起的。中醫認為，肥胖的基本原因是痰、濕、滯，進一步來說，就是由於腎氣虛引起了發胖。針對這種情況，應多吃些兔肉、糯米、小米、大棗等補氣食物。

2 經常月經不調

月經來潮時間不是提前就是推後，而且月經的顏色也不正常。這也是腎虛的表現。中醫認為，腎氣充盈才能氣血調和，沖脈、任脈功能才能正常，月經週期才有規律。針對這種情況，可以適當吃點紅棗、人參、阿膠等補品，同時還要保持愉悅的心情。

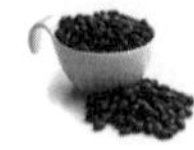

3 性慾減退

中醫認為，「腎藏精」，腎虛使人性慾低下，還影響生育能力。如果性慾減退，可以經常用手或其他工具摩擦腳心，這樣可益精補腎、預防早衰。對於有生育計畫的女性，要在專業人士的指導下服用補腎中成藥。

4 出現黑眼圈

有黑眼圈且面色無光澤，是腎虛的表現。中醫認為，腎主水，腎虛則人體的水分代謝不暢，導致水腫，通常最先表現在眼睛上。針對這種情況，應該睡前少喝水，不熬夜。另外，常吃核桃仁、黑芝麻也能產生效用。

5 長期失眠

長期失眠是腎陰虛的一種表現。針對腎陰虛引起的失眠，晚上應減少令神經興奮的活動，如看恐怖小說、做劇烈運動等。另外，在飲食上應適當吃些補腎的食物，如蓮子、百合、木耳、葡萄、甲魚、鴨肉等。

6 頭髮越來越少

如果平時工作壓力不大，也很注意保養身體，不憂鬱、不失眠，卻常常掉頭髮，出現這種情況，可能是腎虛引起的。中醫認為，「腎主骨生髓，其華在髮，腎臟功能好壞會表現在頭髮上。經常脫髮或頭髮易斷且無光澤，說明腎虛；頭髮柔韌有光澤，說明腎臟健康。針對這種情況，應多吃一些益腎的食物，如山藥具有補氣的功效，枸杞羊肉湯具有溫補腎氣的功效。另外，忌刺激性飲食和保證充足的睡眠也不可忽視。

 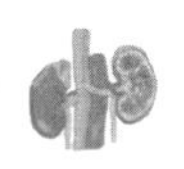

7 怕冷且易腹瀉

冬天的時候，不管穿多厚的衣服，都感覺冷，並且一受涼就容易腹瀉。這可能是腎虛引起的。中醫認為，腎陽為全身陽氣的根本，生命活動全靠陽氣維持，如果腎陽不足，就會出現怕冷的現象。針對這種情況，要多進行運動，這樣就能加速血液循環，提高身體禦寒的能力。另外，在飲食上要多吃些溫補腎陽的食物，如羊肉、牛肉、蔥、薑、龍眼等。

8 小便頻繁

中醫認為，當身體素質下降時，腎氣出現虛虧，膀胱會表現出氣化無力、腎關不固，所以會出現尿頻或尿失禁的現象。針對這種情況，要適當增加補腎的食物，如韭菜、山藥、羊肉、核桃仁等。

另外，如果尿頻且尿量大，24小時總尿量超過2500CC，就有患糖尿病的可能，要儘早到醫院檢查。

三、藏陽氣保精氣，養腎不可錯過冬季

道法自然，人順四時。養生的首要原則是，順應春生、夏長、秋收、冬藏的法則。中醫認為，冬氣與腎氣相通。冬天氣候寒冷，萬物肅殺，寒冷當令。

寒與腎相應，最易損耗腎的陽氣。腎的陽氣損傷，容易發生腰膝痠痛、易感風寒、夜尿頻多、陽痿遺精等疾病。腎陽氣虛會傷及腎陰，腎陰不足，又會導致口乾舌燥、頭暈耳鳴等症狀。

由此可知，冬天養腎非常重要。冬季養腎應該注意以下幾個方面。

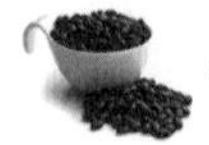

1 食療養腎

冬天可適量進食羊肉等滋腎壯陽的食物，這對陽氣不振者比較有益。對於腎之陰精虧少、陰陽漸衰的老人來說，還可以增加甲魚等護陰的食物，以保持陰陽平衡。

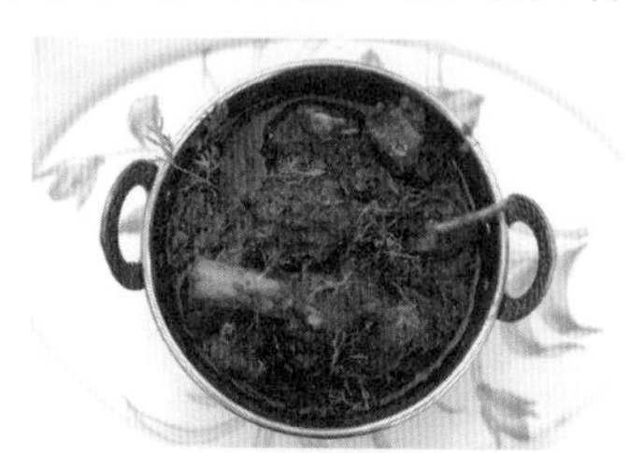

需要注意的是，鹹味入腎，可使腎水更寒，寒涼之品則易損元陽，所以冬季飲食不可過鹹，並忌寒涼。

2 早睡晚起

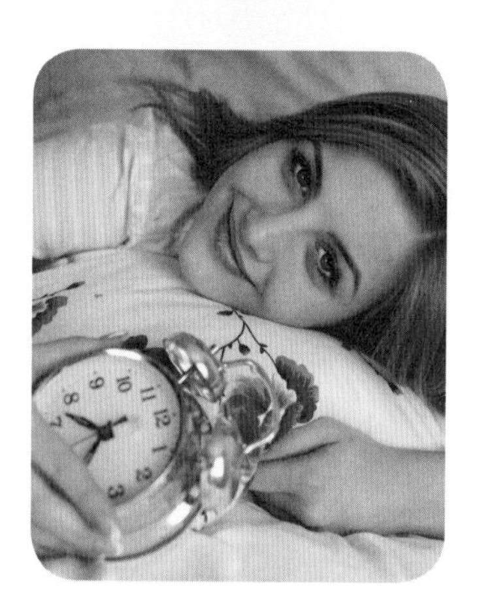

在寒冷的冬季，保證充足的睡眠很重要。冬季白天短，夜晚長，起居也要順應自然界的變化，適當地延長睡眠時間，有利於人體陽氣的潛藏和陰精的積蓄，以順應「腎主藏精」的生理狀態。

3 適量運動

適量運動可使腎臟中精氣充盈，以下方法值得學習。

（1）轉腰運動。中醫認為，「腰為腎之府」。自然坐立時，可緩緩左右轉動身體，雙腳自然前後擺動數十次，經常做此動作，對腰膝非常有好處。

（2）摩挲腰部。雙手手掌互搓，感到發熱後，緊貼皮膚放在腰間，左右摩挲，至腰部感到發熱為止。這樣做是因為，腰部有足太陽膀胱經的腎俞、氣海俞、大腸俞等穴，以及督脈之命門穴，搓後全身發熱，具有溫腎壯腰、舒筋活血的作用。

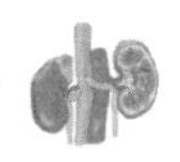

除以上兩種方法外，散步、做健身操、舞劍、練拳等活動也非常適合冬季鍛鍊。需要注意的是，年老體弱者運動至出汗後，應馬上停止，並及時添加衣物，以防感冒。

4 泡腳按摩

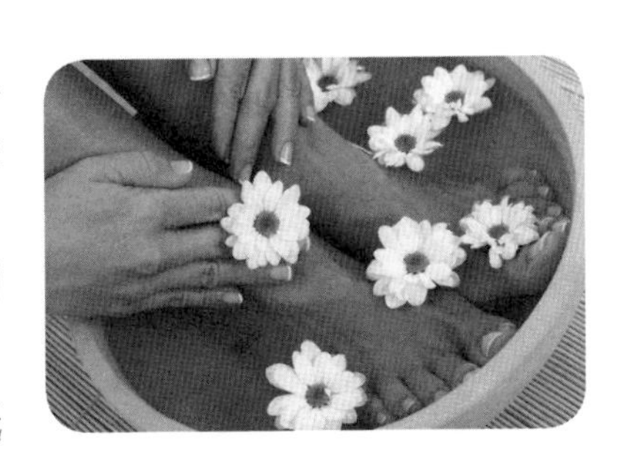

人的足部位於肢體末端，又處於肢體的最低位置，離心臟最遠，容易供血不足。所以，除日常注意保暖外，每晚臨睡前，用45℃～50℃的熱水泡腳半小時，可以促進血液循環，增強機體抵抗力，還能消除疲勞和改善睡眠。

泡腳後，按摩也不可少。足部分布著許多穴位，對全身的氣血運行具有至關重要的作用。

特別是足心處的湧泉穴，是人體腎經的起始點，每天按摩湧泉穴30～50次，具有強身補腎、暢通二便的功效。

四、腎喜黑色，每天來點黑色食物

腎喜黑色，多吃黑色食物可以養腎。黑色食物不但營養豐富，還具有補腎暖身、防衰老、烏髮美容等功效。下面推薦幾種養腎的「明星」食物，以供大家選擇。

1 紫菜

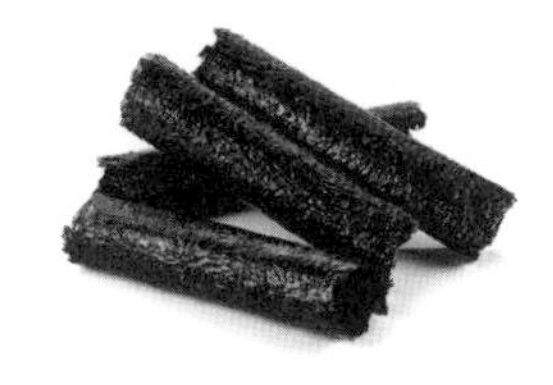

紫菜富含鈣、鐵等元素，不僅可以預防貧血，還能促進骨骼發育。紫菜具有軟

堅散結的作用，是一種很強的利尿劑，可作為治療水腫的輔助食物。

2 海帶

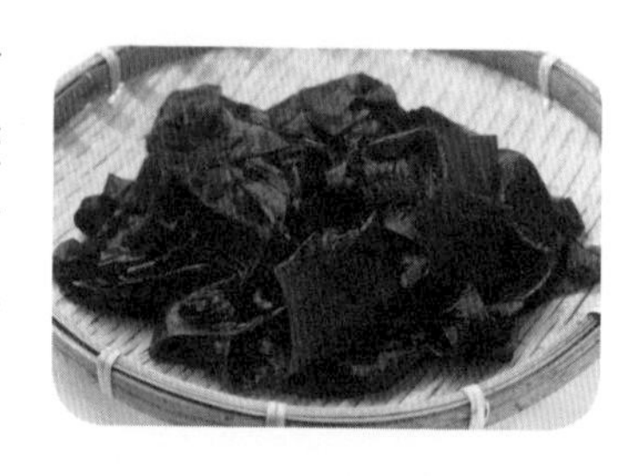

海帶素有「長壽菜」之稱，富含碳水化合物、蛋白質，所含的脂肪較少。海帶含碘量較高，常吃可以預防水腫。此外，海帶上附著的白霜狀粉末是甘露醇，具有降壓、利尿和消腫的功效。

3 黑米

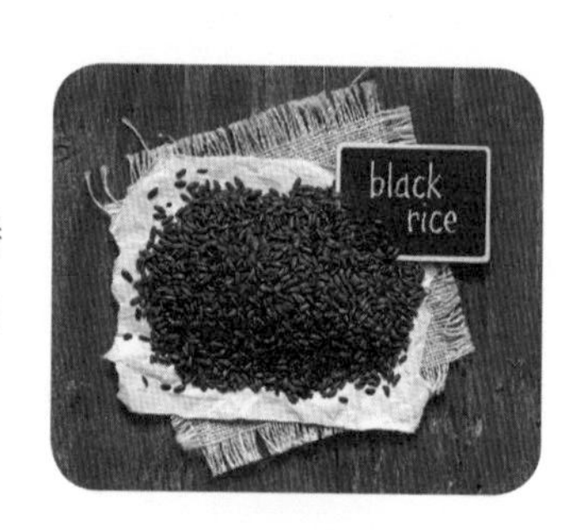

黑米具有滋陰補腎、健脾暖肝、明目活血的功效，長期食用，可改善睡眠，治療頭暈、目眩、貧血、白髮、眼疾等症。

4 黑豆

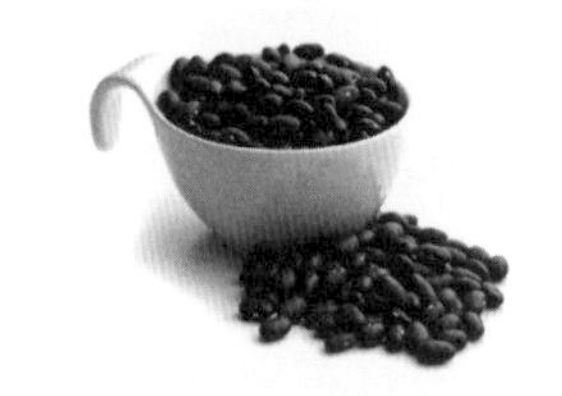

黑豆性平，味甘，入脾、腎經，能活血解毒、養陰補氣，是強壯滋補的食物。

5 黑芝麻

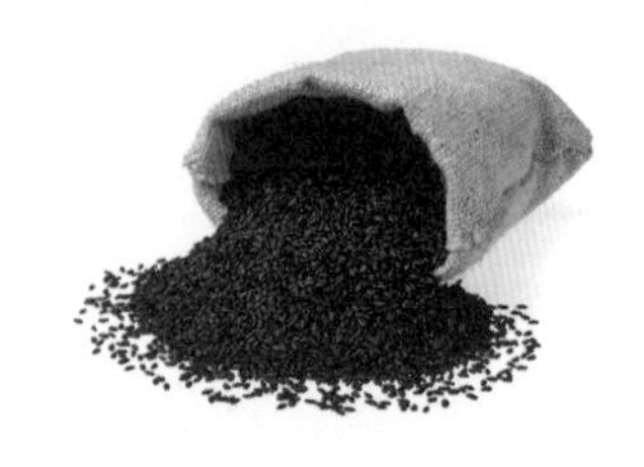

中醫認為，黑芝麻能益肝、補腎、養血、潤燥、烏髮、美容，是絕佳的保健食物，又可以用於治療肝腎精血不足所致的鬚髮早白、脫髮等症。

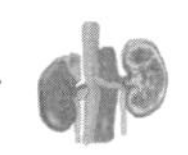

健康指南

暴飲暴食易傷腎

現代生活中，人們聚餐的機會越來越多，常吃下過量的美味。然而，攝入的食物最終都會出現代謝廢物——尿酸和尿素氮。這些代謝廢物多經腎臟排出，因而，飲食無度必將增加腎臟的負擔。

五、燒旺「命門之火」，人體就不會畏寒畏冷

有些人穿衣服比別人早了一個節氣，但還是畏寒畏冷，這是腎陽不足的表現。腎陽也稱「命門之火」，是人體陽氣的根本，有溫養臟腑的作用。

它就像人體內的一團火，溫暖著全身。當腎陽充足時，我們體內就會陽光明媚，充滿生機；當腎陽不足時，體內就會烏雲密佈，溫度下降，致使血液凝滯，運行速度緩慢，這個時候，人就會出現腰疼、精神倦怠、畏寒畏冷、手腳冰涼等症狀。當腎陽不足，畏寒畏冷時，應該怎麼辦呢？解決的辦法就是燒旺「命門之火」，讓體內重新升起太陽，在腎陽的溫養下，血液流動暢快了，臟器的供血充足了，自然就不會畏寒畏冷了。

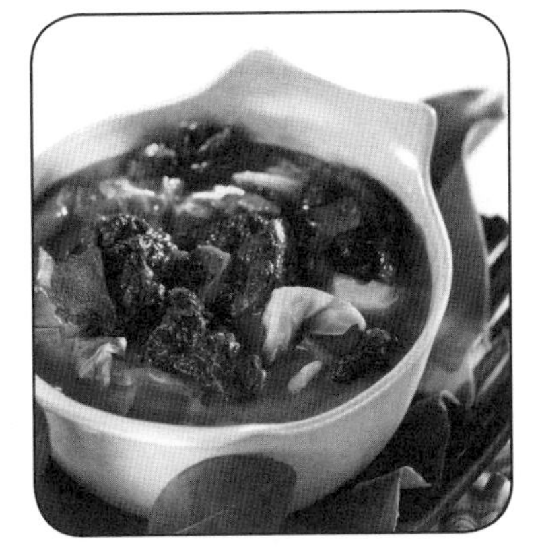

這裡推薦一款食療方，陽虛怕冷的人可在冬季適量食用。當歸20克、生薑30克、羊肉500克，

放入砂鍋中用小火燉。

到羊肉爛熟，調味後再燉幾分鐘即可出鍋，吃肉喝湯。此方具有溫中補虛、養血散寒的功效。另外，在日常飲食中，適當吃一些羊肉、韭菜、蔥、薑、龍眼等食物，也會產生溫補腎陽的作用。

健康指南

濫用鎮痛藥易傷腎

濫用消炎鎮痛藥物容易損害腎，出現乏力、口乾舌燥、食慾不振、尿頻、尿急、尿痛，甚至出現血尿、關節痛等症狀。有的鎮痛藥甚至會直接引起急性腎炎或腎小球壞死等腎病綜合症，重者會導致腎功能衰竭而死亡。

六、腎虛不可亂補，要分清陰虛還是陽虛

腎陽是人體陽氣的根本，具有溫養五臟六腑之陽、促進氣化以及制約腎陰等作用。腎陰是人體陰液之本，對機體各臟腑組織具有滋養的作用，並制約著腎中陽氣。

腎陰不足會出現腰痠腿軟、眩暈耳鳴、咽乾舌燥、五心煩熱、盜汗不寐等症狀，而腎陽不足會出現神疲倦怠、畏寒肢冷、腰膝冷痛、陽痿、水腫、尿頻等症狀。腎虛有腎陰虛和腎陽虛之別，但二者是不能截然分開的，無論腎陰虛也好，腎陽虛也好，如果匱乏到了一定程度，就會陰損及陽，陽損及陰。

這是因為陰陽互生，一方不足將導致另一方受損。為此，腎虛不可亂補，最好在專業醫師的指導下進行。

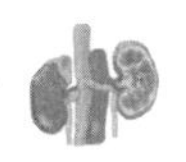

以下兩款藥膳，一款是適用於腎陽虛的人服用的「二仙燒羊湯」，一款是適用於腎陰虛的人服用的「杞地山藥粥」。

1 二仙燒羊湯

原料：仙茅、仙靈脾、生薑各15克，羊肉250克，鹽、植物油、味精少許。製作：先將羊肉切片，放入砂鍋內，加入清水適量，再將用紗布包裹的仙茅、仙靈脾、生薑放入鍋內，小火燒至羊肉爛熟，放入佐料即成。吃時去藥包，吃肉喝湯。

仙靈脾

2 杞地山藥粥

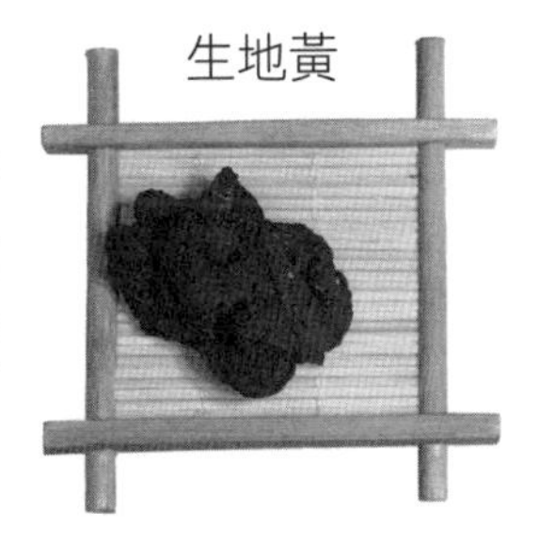

生地黃

原料：生地黃20克，山藥、枸杞各50克，米100克。製作：將生地黃切碎、山藥搗碎，與枸杞、米共放入鍋內，加水適量煮粥，當早餐食用。

七、養腎排毒，從生活細節做起

腎臟是人體最重要的排毒器官，人體80% 的毒素是透過腎臟排出的。腎臟所藏的腎精是維持人體生命活動的基礎物質，腎系統每天要過濾200升的血液，將人體新陳代謝的毒素垃圾排出體外，所以說人體排毒腎為先。

當帶有毒素的血液流經腎臟時，腎如同過濾網一樣過濾血液中的毒素，以及蛋白質分解後產生的廢物，過濾後的毒素被排入輸尿管，透過尿液排出體外，剩餘的便是對人體有益的水穀精微

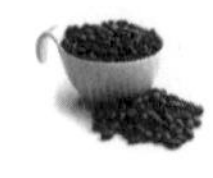

物質。

中醫認為：「人之衰老，腎臟先枯，累及諸臟。」通常人過 30 歲以後，腎臟的排毒功能開始減退。當血液中有過多的垃圾和毒素時，腎臟的負擔會加重，人體就會有疲倦無力、懶散嗜睡的感覺。垃圾和毒素得不到除，長此以往，就會出現腎功能障礙，甚至腎衰竭。

因此，為了養腎固本，我們應該注意以下幾個方面。

1 不憋尿

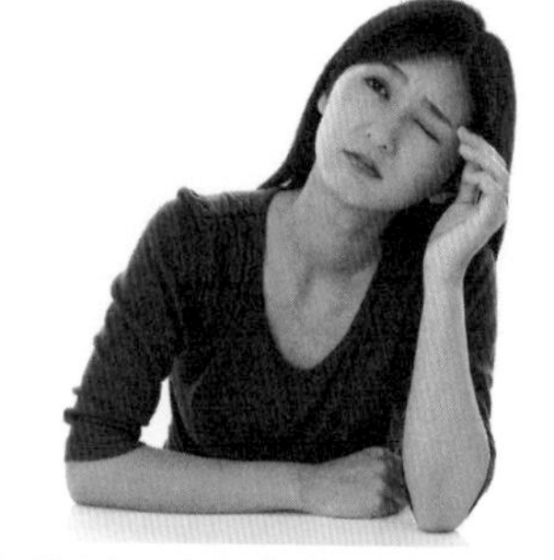

尿液中除了98%的水分外，其餘的主要成分是尿素，還有無機鹽、微量元素、磷酸、肌酸、尿酸、氨等。正常的尿液微微透明，呈淡黃色，雖然沒有明顯的異味，但尿素對人體是有害的。

非正常的尿液對人體的危害就更加不言而喻了。當蛋白質和糖消化代謝不充分時，尿液中就會產生尿糖等有害物質。

可以說，尿液中含有多種毒素，如果不及時排出，便會被二次吸收，所以，憋尿相當於「吸毒」。

2 充分飲水，消除毒素

要排出腎毒，經常喝水必不可少。喝水可以稀釋毒素的濃度，促進毒素隨尿液排出。尤其在盛夏時節，多喝水可以降低臟腑溫度，產生消暑散熱的作用。因此，建議每天晨起喝一杯溫開水，每天喝水量保持在6～8杯為宜。

需要注意的是，盡量不要喝市面上的飲料，尤其是碳酸飲料，碳酸飲料攝入過量，會增加人體內的糖分和熱量，增加腎臟

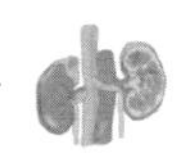

負擔，有百害而無一利。最好的飲料是白開水。

健康指南

腎臟排毒佳品——冬瓜

冬瓜是最好的腎臟排毒食物之一。冬瓜富含汁液，進入人體後，會刺激腎臟增加尿液，排出體內的毒素。需要注意的是，烹飪冬瓜時，最好採用煲湯或清炒的方法。

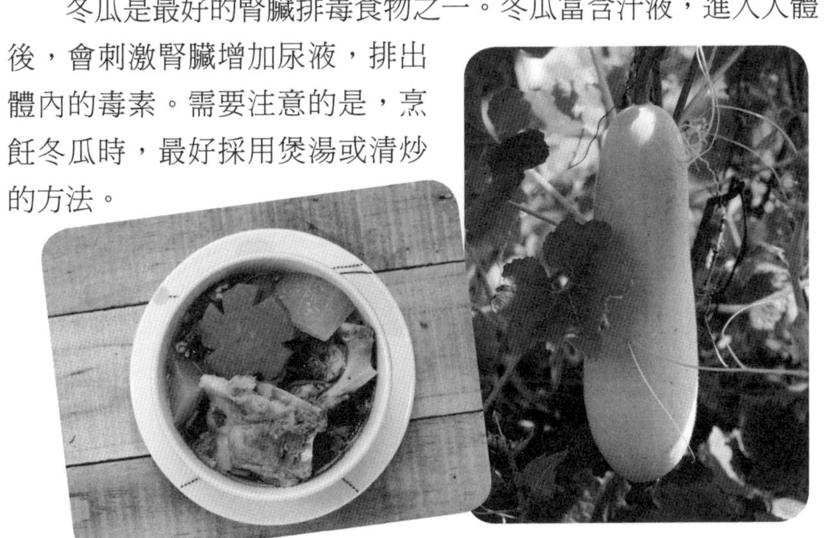

八、節慾保精，房事養生的奧秘

「食色，性也。」這句話道出了性生活是成年人的正常需要。對於夫妻之間，適度的性生活不但可以增進夫妻之間的感情，還可以產生養生的作用。而腎為精之源，性生活對男女腎精的影響是客觀存在的，尤其對於男性。

我們知道，腎主藏人體的精氣，此精氣是五臟六腑的精氣。精氣充足，人就火力旺，身體強壯；反之，精氣不足，人的身體就會虛弱，甚至生病。

房事中，夫妻雙方都會大汗淋漓，消耗體力，排出身體的水液。此時，中醫稱之為「泄」。這裡的泄指精氣和陽氣的外泄。精氣和陽氣適度地外泄，有利於身體健康，如果房事過度，就會導致精氣和陽氣外泄過度，從而使身體生病。

何判斷房事過度呢？由於每個人的體質不同，無法規定統一的標準。

一般來說，在排除身體生病的情況下，如果出現以下症狀，多為房事過度的表現。

（1）精神倦怠，萎靡不振，容易感到疲憊，精神不集中。

（2）面色蒼白，雙目無神，神態憔悴，形體消瘦。

（3）食慾減退，不思飲食，胃納欠佳，並伴有輕度噁心感。

（4）全身無力，腰痠腿軟，頭重腳輕，頭暈目眩。

（5）氣短心跳，時出虛汗，失眠多夢，不易入睡。

由此可知，房事過度對身體健康不利，而適度房事，則有益於健康，具體表現在以下幾個方面。

1 平衡陰陽

腎氣主要包括腎陰和腎陽兩部分。腎陰為人體陰液的根本，對機體各臟腑組織具有滋養的作用；腎陽為人體陽氣的根本，對機體各臟腑產生推動、溫煦的作用。腎陰和腎陽二者互相為用、彼此依存，維持著人體生理上的動態平衡。

適度的性生活，使男女二人的五臟六腑得到適度的鍛鍊，腎氣的耗損也在正常範圍之內，有利於身體健康。

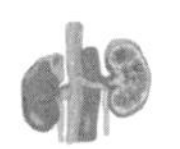

2 有助睡眠

腎為臟腑之根本，在性生活中，五臟六腑都參與到運動中，有助於迅速進入夢鄉。

3 緩解壓力

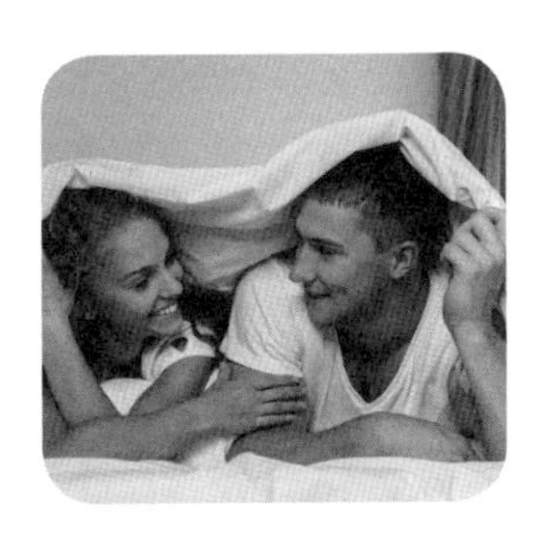

性愛可以有效抑制焦躁情緒，因為夫妻之間緩慢、輕柔的愛撫，可以讓人平靜下來，忘記憂愁。

4 緩解疼痛

酣暢淋漓的高潮過後，腦垂體會分泌內啡肽（一種激素），有助於減輕身體疼痛、關節疼痛與月經疼痛等。

所以，只有節慾保精，適度房事，才能讓房事產生養生作用。

健康指南

性愛時間的禁忌

以下情況下不宜性生活：情志不暢時；醉酒後；生病時或病後康復期；身心疲勞時；女性特殊時期。

九、「恐」傷腎，以思克之

恐是人最基本的情緒反應之一，當面臨突發事件或異常情況時所產生的一種不安全或者是畏懼的心理反應。恐與五臟中的腎密切相關，一個人驚恐過度，就會傷腎。在正常情況下，人體的

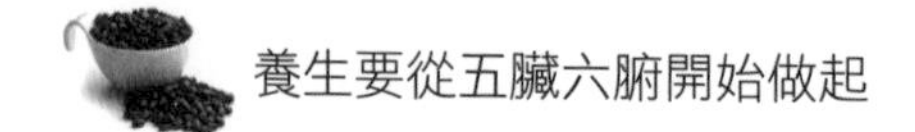

陰陽處於平衡狀態，以保證機體各項生理功能正常運轉。然而，在遇到超過正常生理活動範圍而又不能適應的恐懼時，就會使臟腑氣血功能紊亂，導致各種疾病。

恐懼過度會導致體內氣機下陷，會傷腎。中醫認為，「思勝恐」，當人感到恐懼時，靜下心來思考，或他人為其開導、分析，能使人神志清醒，思維正常，消除恐懼心理或制約恐懼過度所導致的不良病變。

通常，腎氣不足的人性格比較懦弱，缺乏自信，膽子小，容易受到驚嚇。日常生活中，可以擊打腎俞穴來保護腎功能。具體作法如下：散步時，雙手握空拳，邊走邊擊打兩側腎俞穴，每次擊打30～50次。

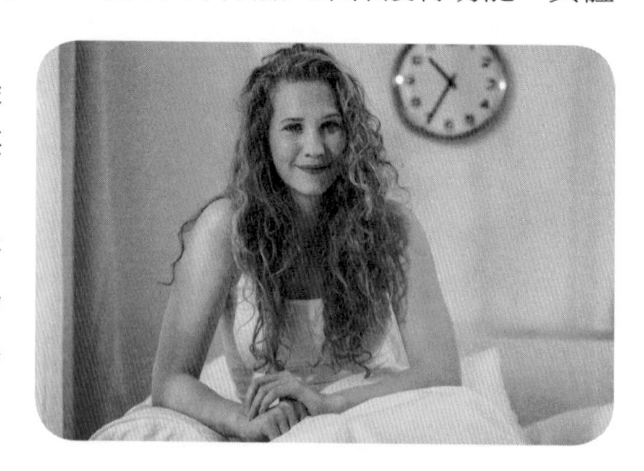

長期堅持擊打腎俞穴，可增加腎臟的血流量，改善腎功能。

十、經常按摩三大特效穴，濡養生命之根

腎對五臟六腑具有溫煦、滋潤、濡養、激發的作用，因此，腎被稱為「生命之根」。要想讓生命之根長盛不衰，就要經常按摩以下三個特效穴位。

1 揉關元穴

將兩手搓熱，用右手以關元穴為中心順時針方向旋轉按摩50

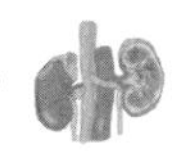

次，再逆時針方向旋轉按摩 50次。此法可健腎固精。關元穴位於肚臍下 3寸，腹正中線上，仰臥取穴。

2 按摩腎俞穴

每晚臨睡前，取坐位，閉氣，舌抵上顎，目視上方。兩手按摩兩側腎俞穴，每次10～12分鐘。腎俞穴，在第二腰椎棘突下，旁開1.5寸處。

3 外勞宮貼腎

每晚入睡前，用兩手背部的外勞宮位置緊貼兩腎，要直接接觸皮膚，按摩 5～10分鐘，以有熱感逐漸傳遍全身為宜。此法可溫煦兩腎，將腎中虛寒之氣逼出體外。外勞宮在手背側，第二、三掌骨之間，掌指關節後 0.5寸。

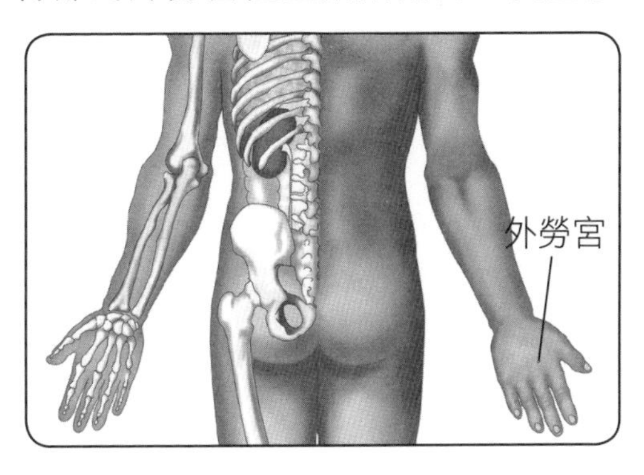

十一、捏捏耳朵，健腎很輕鬆

耳朵作為聽覺器官，似乎和腎沒什麼關聯，事實並非如此。中醫認為，腎主藏精，開竅於耳。腎中精氣充盈，氣化正常，則聽覺靈敏；反之，腎中精氣虧損，氣化失司，即可形成耳鳴、耳聾等病症。因此，按摩耳朵能產生健腎養生、防病治病的作用。

1 雙指插耳

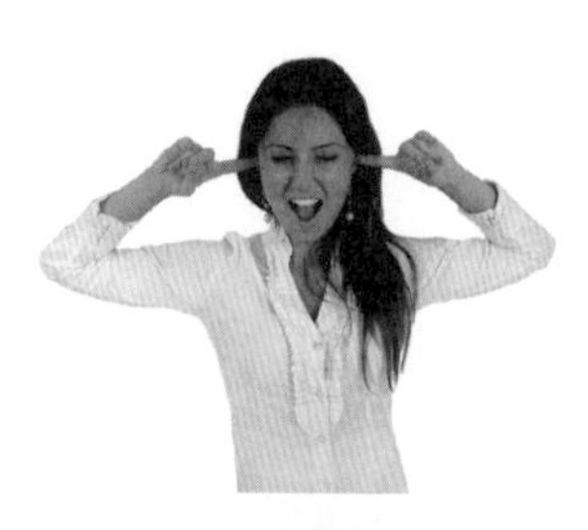

兩食指伸直，分別插入兩耳孔，旋轉180°角3次，立即拔出。重複操10次。此法可促進聽覺，能健腦。

2 提拉耳垂

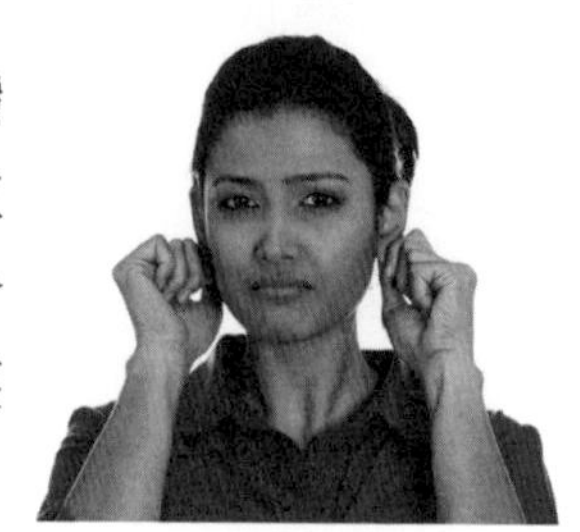

兩食指放在耳垂內側，用食指、拇指從內向外提拉耳垂，手法由輕到重，牽拉的力量以不感到疼痛為準，每次3～5分鐘。此法還可治療頭痛、頭暈、耳鳴等疾病。

3 提拉耳尖

用雙手拇指、食指夾捏耳郭尖端，向上提拉、揉捏、摩擦20 次，使耳朵發紅發熱為宜。此法有鎮靜、止痛、清腦、明目、退熱、養腎等功效，可防治失眠、高血壓、皮膚病等。

4 雙手掃耳

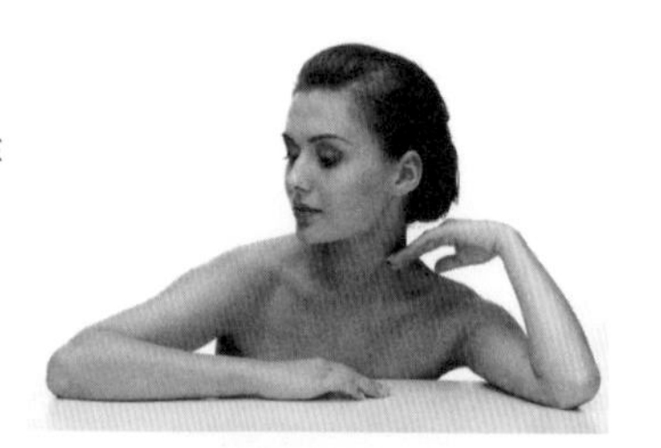

用兩手把耳朵由後向前掃，這時會聽到「嚓嚓」的聲音，每次20下，每日數次，只要長期堅持就能健腎。

5 推摩耳郭

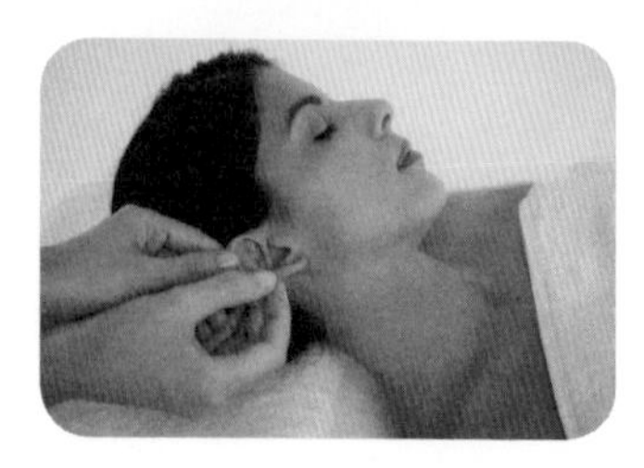

兩手握空拳，以拇指、食指沿著耳郭上下來回推摩，直至耳輪充血發熱。此法具有健腦、強腎的功效。

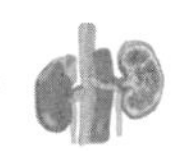

6 全耳按摩

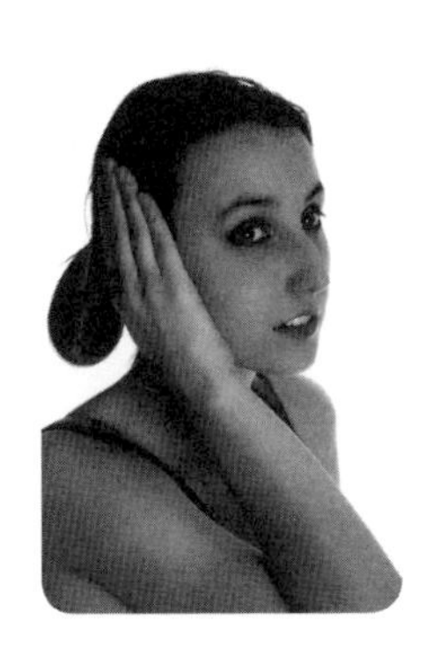

雙手掌摩擦發熱後，先向後按摩耳朵正面，再向前按摩耳朵背面，反覆按摩 6次。此法可疏通經絡，對腎臟及全身臟腑均有保健作用。

十二、足上湧泉穴，常按可健腎

人體有幾個長壽要穴，湧泉穴就是其中之一。湧泉穴位於足部，是腎經的首穴，連通著腎經體內和體表的經脈。腎經之氣猶如泉源之水，來源於足下，輸佈於全身各處。所以，湧泉穴在日常保健、防病治病方面具有舉足輕重的作用。

湧泉穴位於足底（去趾）前 1/3，足趾蹠屈時呈凹陷處。經常按揉湧泉穴，可以生腎水，降虛火。

人們常說：「若要老人安，湧泉常溫暖。」臨床試驗表明，如果每天堅持推搓湧泉穴，可使老人精力旺盛，增強體質和抗病能力。刺激湧泉穴的方式有很多，最簡單的方法是泡、灸、按。

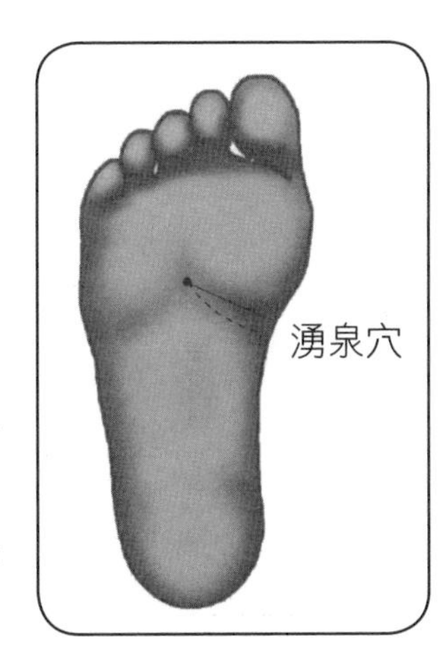

「泡」就是臨睡前用熱水泡腳15～20分鐘。「灸」就是每天用艾條灸一次湧泉穴，以有熱感上行為度。「按」就是臨睡前用雙拇指從足跟向足尖方向的湧泉穴做前後推搓或用雙掌自然輕緩地拍打湧泉穴，以足底部有熱感為度。

以上方法簡單實用，只要長期堅持，就能達到良好的效果。

第十一章

膀胱，化氣行水的「水官」

膀胱為人體水液匯集之所，故有「津液之腑」之稱。它具有化氣行水的功能，膀胱所藏的水液來源於飲食，在膀胱的氣化作用下，其清者化入血液滋養全身，其濁者化為尿液排出體外。膀胱的儲尿和排尿功能有賴於腎的氣化。

如果腎氣不足，膀胱氣化失常，小便就會出現問題。為此，對膀胱的調養應與腎同養，才能達到良好的效果。

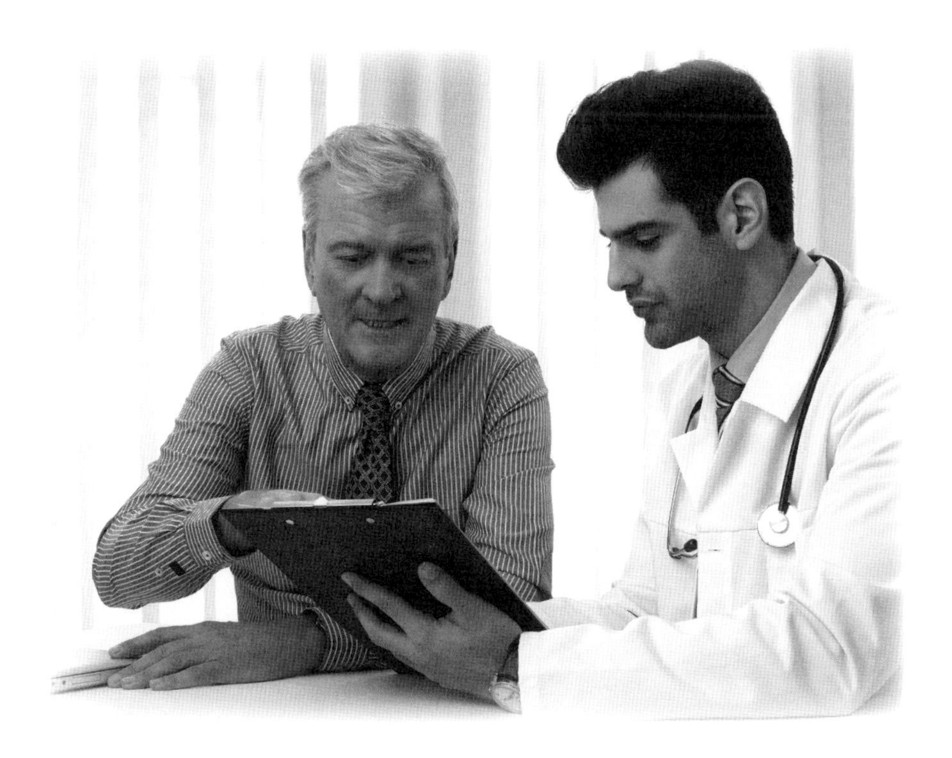

一、膀胱開合有度，廢液才能順利排出

膀胱位於下腹部，居腎之下，大腸之前，是一個中空的囊狀器官。其上有輸尿管與腎相連，其下有尿道，開口於前陰。膀胱是貯存和排泄尿液的器官。膀胱與腎由足太陽膀胱經與足少陰腎經相互絡屬而構成表裡關係。

膀胱的生理功能是貯存和排泄尿液。

1 貯存尿液

人體的津液透過肺、脾、腎等臟腑的作用，佈散於全身，發揮其滋養濡潤機體的作用。其代謝後的濁液（廢水）則下歸於腎，經腎氣的蒸化作用，升清降濁。清者回流體內，重新參與水液代謝；濁者下輸於膀胱，變成尿液，由膀胱貯存。

2 排泄尿液

膀胱中尿液的按時排泄，由腎氣及膀胱之氣的激發和固攝作用調節。腎氣與膀胱之氣的作用諧調，則膀胱開合有度，尿液可及時地排出體外。

膀胱的貯尿和排尿功能，依賴於腎氣與膀胱之氣的升降諧調。腎氣主上升，膀胱之氣主通降。腎氣之升，激發尿液的生成並控制其排泄；膀胱之氣通降，推動膀胱收縮而排尿。若腎氣和膀胱之氣的激發和固攝作用失常，膀胱開合失權，既可出現小便不利或癃閉，又可出現尿頻、尿急、遺尿、小便不禁等。

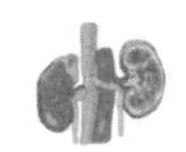

二、觀察尿液知健康

尿液的產生是腎和膀胱共同作用的結果。因此，觀察尿液的數量、顏色、氣味，就能大體判斷身體的健康狀況。

1 尿液的數量

由於個人飲食習慣的不同，排尿量和頻次也有差異。不過，成年人每天大體上排尿1500 CC左右，每天排尿次數在5～6次之間。

如果一個人喝了大量的水，尿液依然很少，此人有可能患有尿少症，與腎功能衰竭有關。

如果一個人排尿次數明顯增加時，可能與尿路感染或糖尿病等有關。

因此，當出現尿量驟增驟減時，又無法用飲水量來解釋，就該去醫院檢查一下身體了。

2 尿液的顏色

正常尿液的顏色呈淡黃色。天冷時，尿液多清澈，天熱時多呈黃色，這與出汗多少和喝水多少有關，也隨飲食而改變。

排除飲食和藥物的原因，如果排出泡沫尿，則說明尿液中含有蛋白質，這就是腎出了問題，應該到醫院做檢查。

如果沒有吃藥，尿色很黃且持續半個月以上，可能患了肝膽疾病，如肝炎、膽結石等。如果排出的尿液是紅色的，並且伴有劇烈的腰疼，則可能患上了腎結石、膽結石、梗阻性黃疸等疾病。

如果尿液混濁，甚至白如牛奶，可能患有乳糜尿或者尿路感染。

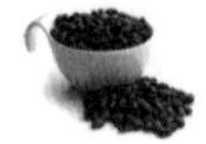

如果尿液近乎無色，並且不是飲水過多引起的，則可能患了尿崩症或糖尿病。

3 尿液的氣味

一般來說，尿液中都有尿臊味，這其實是氨水的味道。當然，尿液的氣味有時也和飲食與服用的藥物有關。

排除上述因素，當新鮮的尿液中出現氨臭味時，是慢性膀胱炎的表現。當新鮮尿液中有糞臭味或腐臭味時，這是腸癌的症狀。如果新鮮尿液中有蒜臭味時，這是有機磷中毒的表現。

健康指南

女性尿道炎的食療偏方

將50克枸杞和100克茯苓研碎，每次取 5～10克，加入6克紅茶，用開水沖泡10分鐘。每日2次，代茶飲用。

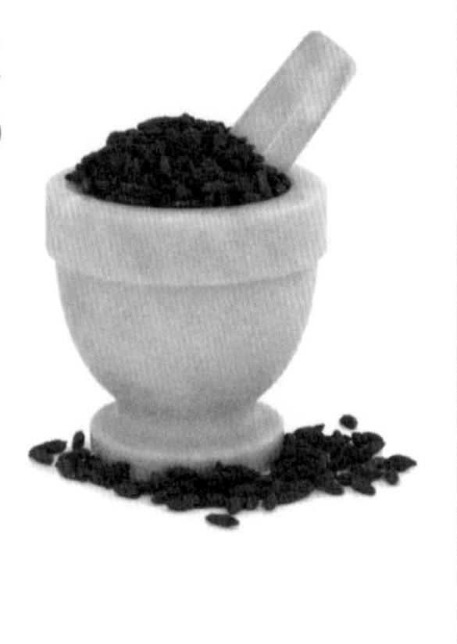

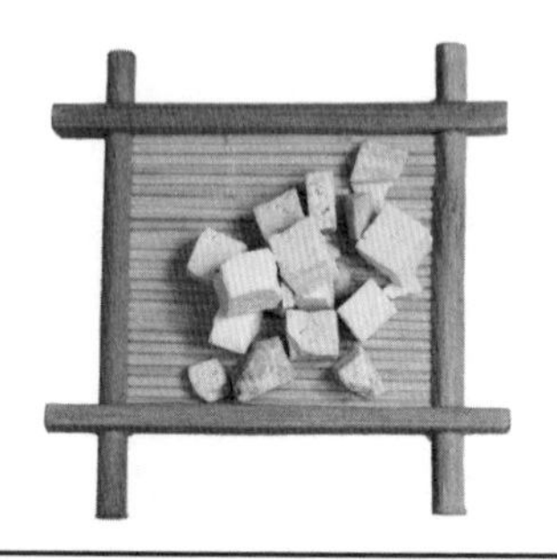

三、定時排尿，益養膀胱

憋尿，相信每個人都經歷過。在日常生活中，我們經常會看到這樣的情景：在一些重要會議結束後，廁所人滿為患；演出結束後，人們爭相衝向洗手間；由於工作緊張而忙碌，許多人喝水

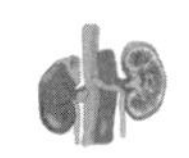

少，上廁所次數也少，養成了少喝水和憋尿的習慣；一些計程車司機因沒有適合方便的時間和地點，養成了憋尿的習慣。

憋尿對人體十分不利，尿液本身是人體代謝出的廢棄物，憋尿就會使尿液中的有毒物質不能及時排出體外，進而對膀胱造成傷害，嚴重者還會傷及腎臟。

一般來說，正常成人每天一般需要排尿5～6 次，大多在白天，每次尿量 200～400CC，如果排尿次數過少，尿液長期瀦留在膀胱裡，就很容易生病。

憋尿可以引起膀胱炎。憋尿時膀胱腫大，膀胱壁血管被壓迫，膀胱黏膜缺血，抵抗力低時，細菌就會乘虛而入，造成急性膀胱炎。

憋尿還可引起尿路感染。醫學上認為，正常人尿道口周圍都有細菌寄生，雖然這些細菌經常可以進入膀胱，但並不一定會引起尿路感染，因為尿液可以沖走大部分細菌，同時尿路黏膜也有殺菌能力。

如果長期憋尿，大量細菌聚集在尿路，就可能引起尿路感染。

所以，要益養膀胱，使之少生病，就要做到勤上廁所。建議大家能夠每隔 2～3小時，抽出一點兒時間，適當排尿，以利於身體健康。

四、保護膀胱，需常按摩膀胱經

膀胱經是人體十二經脈之一，全稱為足太陽膀胱經。膀胱經的穴位很多，有 67穴，左右合134穴。其中，49穴分布於頭面部、後頸部和背腰部之督脈的兩側，18穴分布於下肢後面的正中線上及足的外側部。首穴睛明，末穴至陰。

膀胱經從我們的內眼角開始，沿著頭頂向身體的背側一直向下走到腳上，是一條大而寬的經絡，它好比一個城市形形色色的排汙管道，集各種廢水，最後匯集於膀胱。如果這條經脈不通，人體就會出現疾病。

反之，如果我們經常按摩這條經脈，就等於打通了通向健康的通道。

如何按摩膀胱經呢？可以按照以下方法進行。

1 按摩後頸部

雙手十指交叉放在後頸部，以雙手掌根提捏頸肌至發熱。頸部是膀胱經的上部樞紐，經常按摩頸部可以清除頭部和面部的毒素，治療頭痛、頸椎病、頭昏眼花、視力下降等病症。

2 叩打尾骨及腰椎

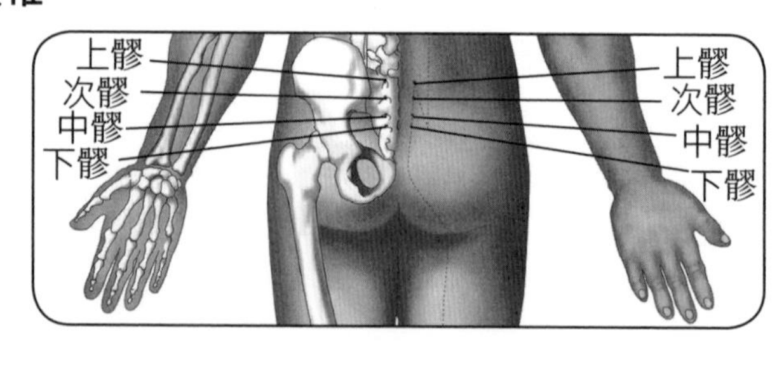

雙手握拳，輕輕叩打尾骨以上、腰椎以下的位置。這裡是八髎穴的所在，是膀胱經中部的樞紐。刺激八髎穴可以清除上半身的毒素，改善腰背痠痛、坐骨神經痛、痔瘡等病症。同時，它對治療生殖系統，尤其是婦科疾病有特效，是婦科要穴，可達到消炎、活血、化瘀的功效。

3 按揉幾個常用保健穴

（1）拍打委中穴。取坐位，用手掌拍打後膝窩的正中

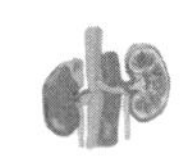

點——委中穴。膀胱經是身體的排毒管道，而委中穴是這個管道上的「排汙口」，經常拍一拍這個穴位能讓膀胱經更好地排毒。

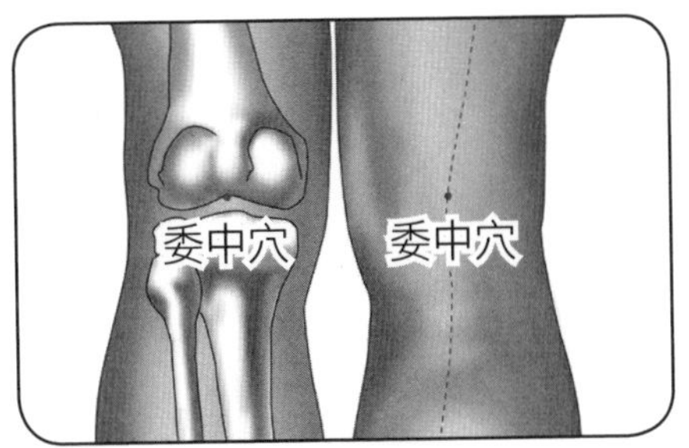

（2）按揉大杼穴。經常坐辦公室的人容易患上頸椎病，其表現是頸肩部疼痛、僵硬。

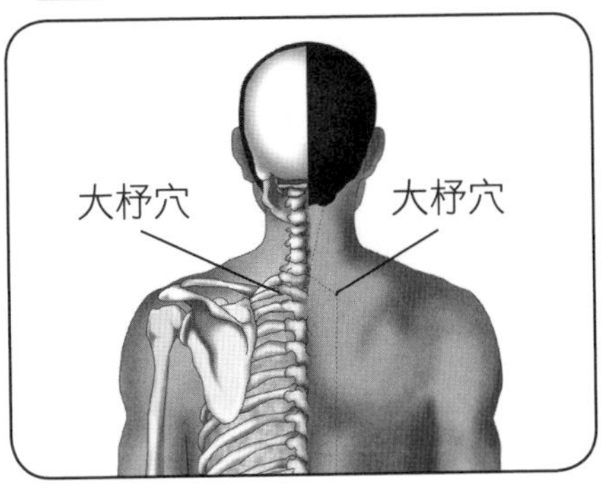

經常用手指按揉大杼穴，可以保持大杼穴氣血暢通，改善頸椎病的症狀。大杼穴位於背部，當第一胸椎棘突下，旁開1.5寸。

（3）按揉攢竹穴和睛明穴。使用電腦時間過長，眼睛就會發乾、發脹，視力也可能下降。此時，按揉攢竹穴和睛明穴，長期堅持，可消除額痛、眼脹、視力疲勞等。

攢竹穴在面部，眉毛內側邊緣凹陷處。用拇指彎曲的突出部位左右交替叩擊雙側攢竹穴，每穴15～20 次，用力以微感不適為度。睛明穴位於眼部內側，內眼角稍上方凹陷處。用食指尖點按睛明穴，按時吸氣，鬆時呼氣，共36次，然後輕揉36次，每次停留2～3秒。

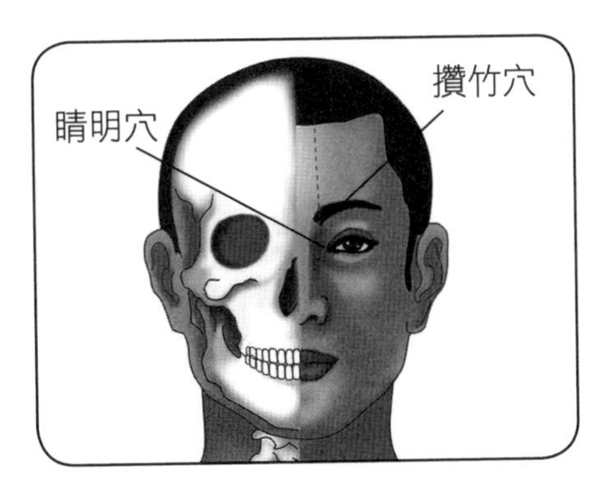

五、預防尿失禁的運動處方

尿失禁是指尿液不受控制，不由自主地流出。這種疾病多發於婦女，是一種常見病。中醫認為，尿失禁是由於腎氣不足，脾、腎、膀胱等功能失調而致。

尿失禁這一疾病要提前預防，以下兩種預防尿失禁的運動處方，值得女性朋友堅持去做。

1 按摩小腹

（1）取仰臥位，雙掌疊放於小腹中央，以順時針方向按摩5分鐘，以局部有微熱感為宜，每日1～2次。

（2）取仰臥位，雙手中指放在恥骨上緣，向兩側按摩5分鐘，以局部有微熱感為宜，每日10次。

（3）用拇指按壓利尿穴（在腹部前正中線上，臍下2.5寸），力量逐漸加大，持續5～15分鐘，每日1～2次。

（4）用右手拇指按壓中極穴（在腹部前正中線上，臍下4寸），稍微用力按摩5分鐘，以有痠脹感為宜，每日1～2次。

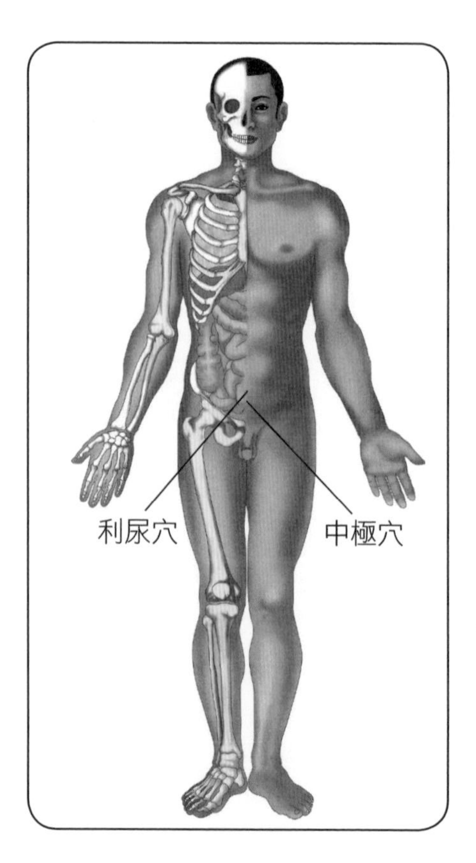

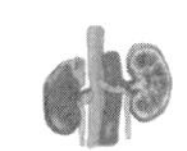

2 提肛運動

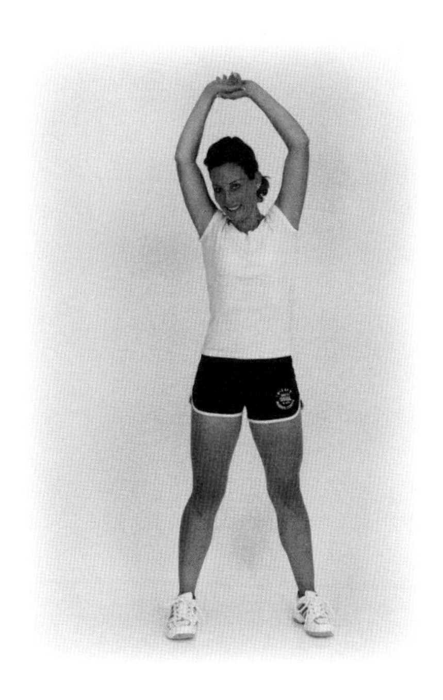

臥位、坐位或站位均可，收縮提肛肌5秒，然後慢慢放鬆10秒，連續做15～20次，每日3次。提肛運動就是想像小便時把尿液中斷的感覺，用來放鬆收緊的那塊肌肉。需要注意的是，由於提肛肌在骨盆內部，肉眼看不到，而且鍛鍊的力度也有講究，因此最好在專業婦科醫生指導下進行。

第十二章

三焦，氣血精津的「調節師」

三焦包括上焦、中焦、下焦三部分，它的主要功能是行氣行水，使人體中的水液能夠正常排出，同時將人體所需的元氣透過三焦而輸佈於全身的五臟六腑，充沛全身，故而有「三焦通，全身輕鬆」的說法。

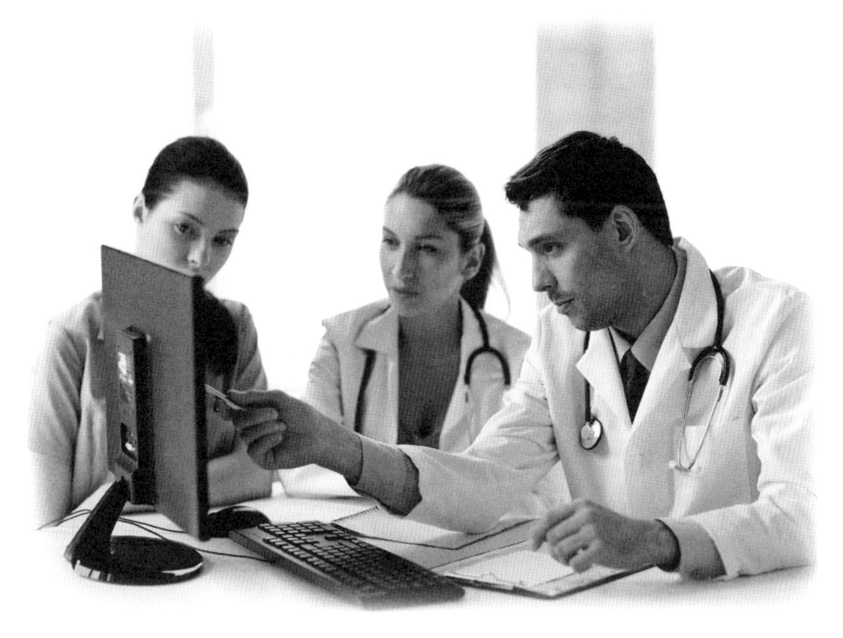

一、三焦，元氣和水液的通道

三焦是中醫藏象學說的一個特有名詞，它是上焦、中焦、下焦的合稱，為六腑之一。

三焦的經脈與心包經相表裡，對其形態和實質，歷代醫家眾說紛紜，目前還沒有統一的定論，但對其生理功能的認識還是一致的。三焦的生理功能主要體現在以下幾個方面。

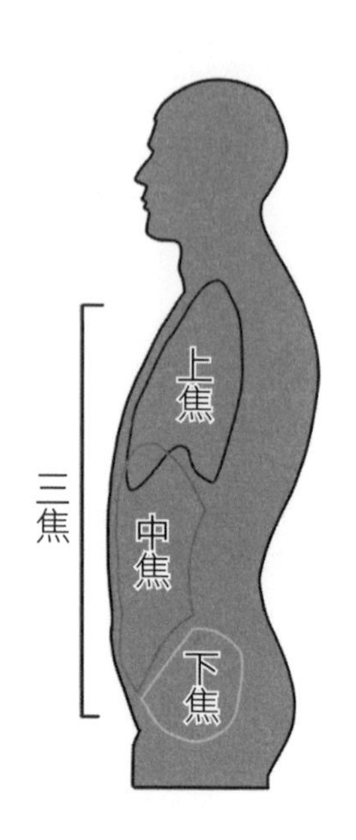

1 通行元氣，掌管全身的氣機和變化

元氣，是人體最根本的氣，是生命活動的原動力。元氣根源於下焦，發源於腎，由先天之精所化。元氣運行只有借助三焦之通路，才能散布、通達全身，從而激發、推動各個臟腑組織器官的功能活動，因而三焦產生了運行臟腑之氣、經絡之氣、呼吸之氣、營衛之氣的作用。

所以，三焦是人體元氣升降出入的道路，人體元氣是透過三焦而到達五臟六腑和全身各處的。

2 水液運行之通道

三焦有疏通水道、運行水液的作用，是人體水液運行的主要通道，也是參與水液代謝調節的臟腑之一。正如《千金要方》所載：「三焦和利精氣，決通水道。」說明三焦的主要功能是完成人體津液的氣化過程，保證水道通暢。如果三焦有病，氣機阻塞，則氣停水停，可見水腫、腹水等症狀。對此，常採用通利三焦之法治之。

水液代謝是一個複雜的生理過程，是多個臟腑的一系列生理功能綜合作用的結果。

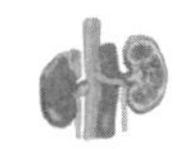

3 運行水穀

中醫認為，三焦有運行水穀的作用。如果三焦水道不利，則其他臟腑如脾、肺、腎調節水液的功能將難以實現，進而引起水液代謝失常，水液輸佈和排泄障礙，產生痰飲、水腫等病變。

如《類經·藏象類》所載：「上焦不治，則水泛高原；中焦不治，則水留中脘；下焦不治，則水亂二便。」

二、亥時三焦當令，宜房事

亥時，就是晚上9：00～11：00之間，此時氣血流注於三焦經，宜房事。

時辰養生是針對人們日常生活中的一些基本生理和精神活動所進行的一種定位性的安排，提出的是一種原則。因此，有些日常性的、可持續性的要盡可能地堅持做，而另一些則需要參考養生的一些節律來進行。比如，上面提到的亥時適合陰陽交合，這並非要主張人們每天做這件事情，而是一種生理活動最佳時辰的選擇而已。

健康指南

炒綠豆芽利三焦

綠豆芽 250克，蔥、薑、鹽、植物油適量。將綠豆芽揀洗乾淨；鍋中放植物油，燒至九成熱時，放蔥、薑、綠豆芽，加鹽，翻炒去生

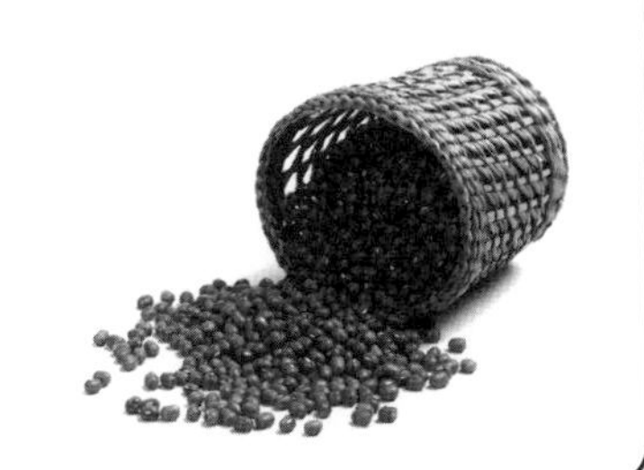

即可佐食。此菜具有解熱毒、利三焦的功效。

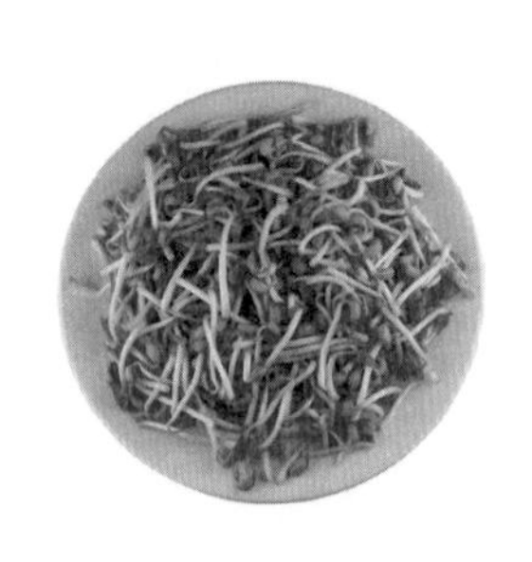

三、調理三焦，可改善內分泌失調

內分泌是西醫的說法，它涉及西醫所說的人體的心、脾、胃、肝、腎、大腸、小腸等。其實，從中醫的角度來說，這些都是三焦所包含的內容。

既然三焦與內分泌有這麼多相同之處，那麼調理三焦就能改善內分泌系統，從而治療或預防某些疾病。

如何調理三焦呢？最簡單的方法就是按揉三焦經上的穴位。

1 按揉關沖穴

關沖穴是三焦經的第一個穴位，位於第四指尺側端，距指甲角 0.1寸。按揉本穴具有調節氣機的功效。當心煩意亂時按揉本穴，可以靜心、清心。

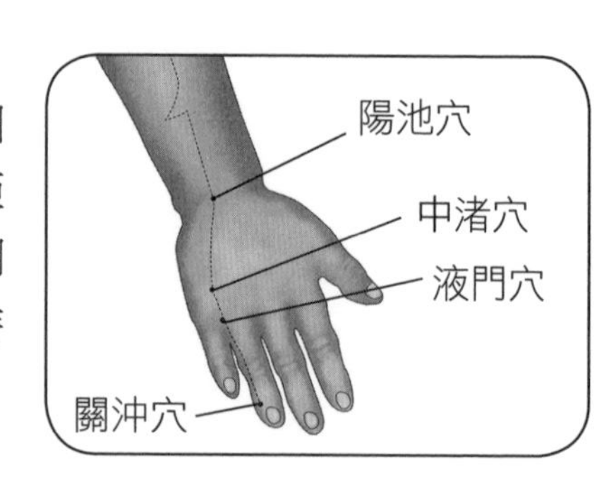

2 揉液門穴

液門穴位於手背部，當第四、五指間，指蹼緣後方赤白肉際處。按揉本穴可治眼部乾澀，散火，恢復體力。

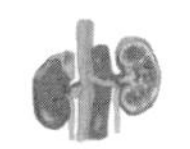

3 揉中渚穴

中渚穴位於手背部，當第四掌指關節的後方，第四、五掌骨間凹陷處。按揉本穴可以散火。

4 揉陽池穴

陽池穴位於腕背橫紋中，當指總伸肌腱的尺側緣凹陷處。按揉本穴能激發體內的陽氣，使陽氣運轉起來。

總之，沒事的時候揉一揉三焦經上的穴位，就可以把全身的氣血打通，也有助於內分泌平衡。

四、疏通三焦，氣血暢通

三焦暢通，人體的氣血才能正常運行；反之，三焦不通，人體就會生病。下面這套調理三焦的方法值得我們學習。

第一步，揉中脘穴。雙掌重疊或單掌壓在穴位上，緩慢做圓周運動。運動時，手掌始終緊貼皮膚，帶動皮肉做小範圍的運動，以腹腔產生熱感為度。

第二步，震顫關元穴。雙手交叉重疊放在關元穴上，稍微用力，快速、小幅度地上下推動。

第三步，推按帶脈穴。將食指和中指放在帶脈穴上，稍用力上下推按。

第四步，推任脈。左右手掌重疊，從身體前正中線，胸骨上窩中央往下推，沿著任脈一直推到下腹部的關元穴。

需要注意的是，練習這套動作時一定要按照上述操作順序進行，因為這套動作是按照三焦經的循行路線而來的。

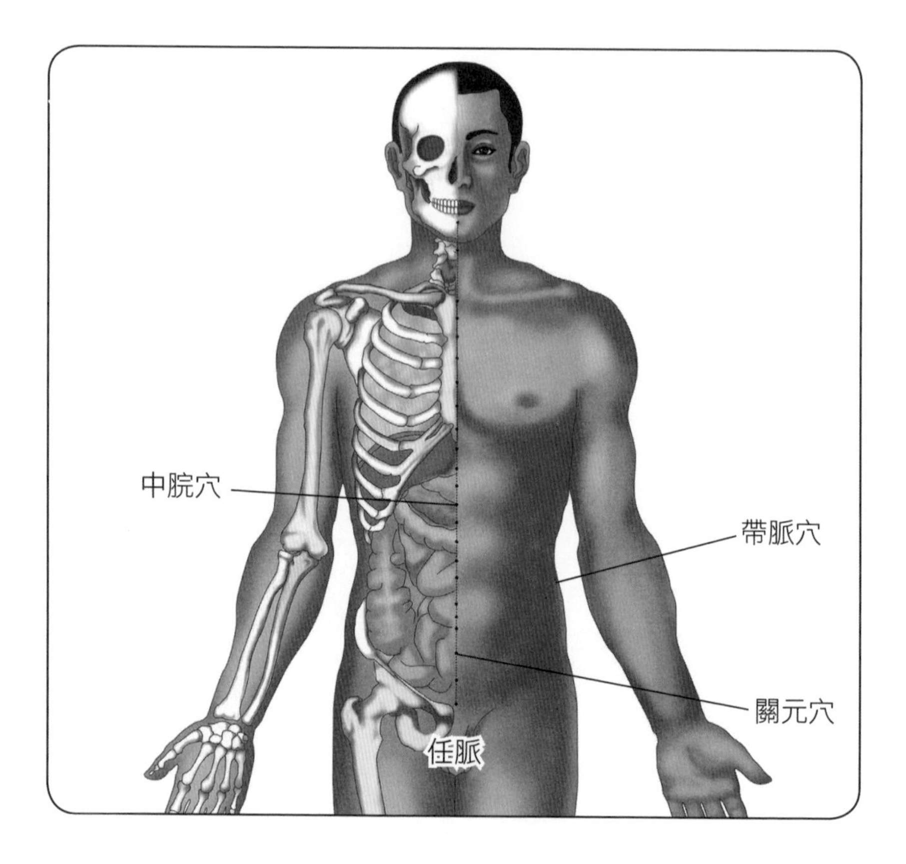

五、按摩陽池穴，手腳不再冰冷

陽池穴是一個「萬能穴位」，在腕背橫紋中，當指總伸肌腱的尺側緣凹陷處。

陽池穴有調理三焦、溫暖全身的重要作用。經常按摩此穴，不僅可以消除腕關節疼痛，還可以治療女性的手腳冰冷症，調節內臟器官的正常功能，對感冒、氣喘、胃腸病、腎臟功能失調等疾病均有助益。

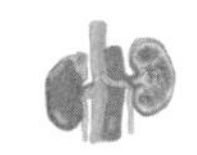

三焦經氣血在陽池穴吸熱後化為陽熱之氣。只要刺激這一穴位，便可迅速暢通血液循環，暖和身體，進而消除冰冷症。

按摩時，一定要慢，時間要長，力度要緩，可雙手交替按摩。

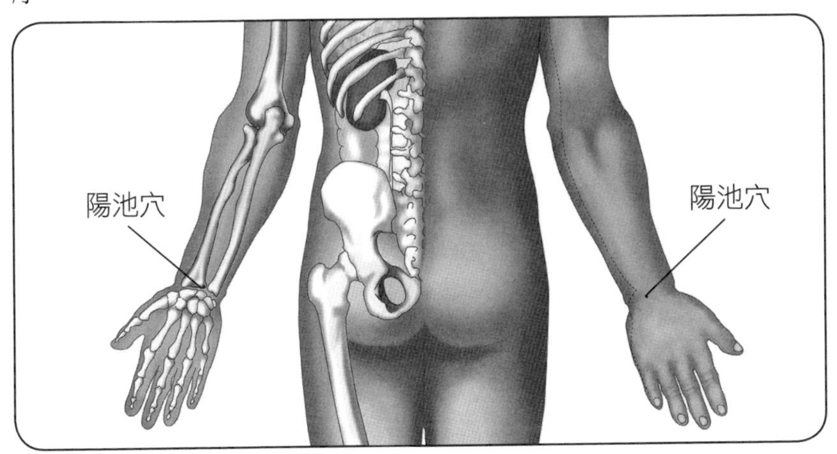

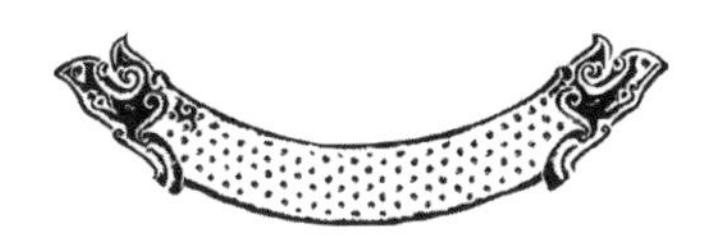

附錄：五色食物養五臟（引自——魯直醫生）

一、養肝食譜

1 綠豆冬瓜湯

◎材料：綠豆 250 克、冬瓜 750 克、鮮湯 500 克。

◎鍋中倒入鮮湯燒沸，撇去泡沫。薑洗淨，拍破倒入鍋內，蔥去根鬚，洗淨，挽成結入鍋。綠豆淘洗乾淨。

後倒入湯鍋，中火煨煮 1 小時。冬瓜去皮瓤，洗淨、切塊，投入綠豆湯鍋內，煮至軟而不爛，調入適量鹽即可。

◎功效：對脂肪肝、高血脂症、動脈硬化症、高血壓、尿道感染、慢性前列腺炎等病症均有輔助治療之效。

2 鸊鵜內金飲

◎材料：菠菜根 100 克、雞內金 15 克。

◎加水煎，每日 3 次，飲服。

◎功效：適用於糖尿病。

3 枸杞紅豆紅棗粥

◎材料：紅豆 30 克、枸杞 20 克、紅棗 10 顆，白米 100 克、水一千 CC。

◎紅豆洗淨後，浸泡 4 小時以上，加米和水煮至半熟。然後加入枸杞、紅棗一同煮成粥即可食用。

◎功效：適用於急、慢性肝炎以及肝硬化。

4 牡蠣湯

◎材料：生牡蠣 20 克、知母 6 克、蓮子 30 克、白糖適量。

◎洗淨蓮子，熱水浸泡 1 小時。將生牡蠣、知母放入砂鍋內，加適量清水，小火煎半小時後濾汁，棄渣備用。將藥汁、蓮子連浸液一起放入鍋內，小火燉至蓮子熟爛，加適量白糖即可。

◎功效：養肝腎兩經，有滋陰養血，消除煩熱失眠，有健脾安神、潛陽固精之效，但脾胃虛寒及便祕患者禁用。

5 玉米冬瓜湯

◎材料：鮮嫩玉米 150 克、鮮冬瓜 350 克。

◎將鮮嫩玉米去外皮取玉米粒，鮮冬瓜洗淨切小塊，起油鍋，入蔥末、薑末煸炒幾下，加水 800CC，入鮮嫩玉米粒、鮮冬瓜，加鹽調味，煎煮 30 分鐘後即成。

◎功效：對糖尿病、脂肪肝、高血脂症、動脈硬化均有療效。

二、養心食譜

1 山楂銀菊茶

◎材料：山楂 10 克、金銀花 10 克、菊花 10 克。

◎將山楂洗淨、搗碎。熱鍋，加水，將搗碎的山楂和金銀花、菊花一同倒入鍋中，攪拌均勻。水沸後，再小火煮片刻，即可。

◎功效：山楂銀菊茶具有消脂、降血壓之功效。

2 紅棗枸杞豆漿

◎材料：黃豆 60 克、紅棗 15 克、枸杞 10 克。

◎將泡好的黃豆洗淨，紅棗去核洗淨，枸杞洗淨，裝入豆漿機榨汁熬熟，即可飲用。

◎功效：補虛益氣，安神補腎，改善心肌營養。

3 洛神草莓茶

◎材料：洛神花 6 朵、草莓汁 250CC、蘋果 1 個。

◎將蘋果洗淨去皮切小塊，洛神花加入草莓果汁與水各 250CC，煮出蘋果味即可趁熱喝。

◎功效：防治輕度心血管疾病。

4 花生秧花生葉方

◎材料：鮮花生秧 50 克、花生葉 50 克。

◎將上兩味藥洗淨，去雜切碎入鍋，加水 1000CC，煎煮 30 分鐘，去渣，取藥液。一日一劑，早、晚分服，一次 200CC。

◎功效：調治高血壓。

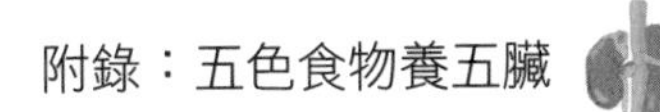

5 香椿桑葉方

◎材料：香椿葉 15 克、桑葉 10 克、白糖 20 克。

◎將上兩味加適量水，煎湯，加白糖溫熱飲用，每日 2 ~ 3 次。

◎功效：調治心肌炎。

三、養脾食譜

1 玉米梨飲

◎材料：黃玉米 30 克、梨 30 克。

◎將黃玉米、梨洗乾淨，放入砂鍋內，加水適量，煎成濃湯，代茶飲，每日 1 劑。

◎功效：調治暑熱腹瀉、消化不良。

2 香菜黃豆湯

◎材料：黃豆 50 克、新鮮香菜 30 克、鹽少許。

◎香菜、黃豆分別洗淨，加水兩碗半煎至 1 碗半，用鹽少許調味即可。

◎功效：健脾寬中，適合貧血患者補益。

3 苦瓜汁

◎材料：鮮苦瓜 80 克或苦瓜根 100 克、冰糖 100 克。

◎將洗淨的鮮苦瓜搗爛取汁，用開水沖服。或用苦瓜根 100 克加冰糖 100 克、水燉服。

◎功效：防治痢疾。

4 蓮葉蓮藕汁

◎材料：鮮荷葉半張，蓮藕 30 克。

◎荷葉洗淨切絲，與蓮藕同煮，去渣取汁飲用。

◎功效：適用於小腸癌便血者。

5 菱角湯

◎材料：生菱角 20 ~ 30 個。

◎生菱角去殼，留肉，加水適量，小火煮成濃褐色湯，分 2 ~ 3 次飲服。

◎功效：適用於子宮癌、胃癌。

四、養肺食譜

1 蘿蔔橄欖飲

◎材料：白蘿蔔、青橄欖各 30 克。

◎白蘿蔔、青橄欖水煎，代茶飲。

◎功效：預防治療流行性感冒、白喉。

2 玉米鬚糖漿

◎材料：黃玉米鬚 60 克、蜂蜜適量。

◎將黃玉米鬚洗乾淨，放入鍋內，加水適量，先用大火煮沸，再用小火煎成湯，去渣，取汁，加入蜂蜜，內服，每日一劑。

◎功效：調治肺結核咯血、吐血。

3 山藥甘蔗飲

◎材料：鮮山藥 50 克、甘蔗汁 120CC。

◎鮮山藥搗爛，與甘蔗汁半杯和勻，燉熱服之，每日 2 次。

◎功效：可治療咳嗽痰喘。

4 玉米芯飲

◎材料：黃玉米棒內的芯（白色柔軟條狀物），用量不限。

◎將黃玉米棒內的芯清洗乾淨，放入砂鍋內，加水適量，置於火上，熬成濃汁，去渣，取汁，服用。

◎功效：調治盜汗。

5 豆腐冬瓜枇杷方

◎材料：豆腐、冬瓜各100克，枇杷葉10克。

◎將豆腐、冬瓜切成小丁塊，入鍋加水800CC，燉30分鐘即可。去枇杷葉吃冬瓜、豆腐，一日一次。

◎功效：可治口腔潰瘍。

五、養腎食譜

1 玉米衣飲

◎材料：黃玉米衣25克。

◎黃玉米衣清洗乾淨，放入砂鍋內加水適量，先用大火煮沸，再用小火煎成湯，內服。

◎功效：調治妊娠小便不通。

2 菱角汁

◎材料：鮮菱角250克。

◎鮮菱角洗淨後，水煎1小時，濾取汁液，加紅糖適量，一天內分兩次服完。

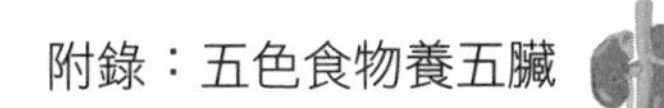

◎功效：治月經過多症。

3 玉米鬚飲

◎材料：黃玉米鬚 150 克。

◎黃玉米鬚清洗乾淨，放入砂鍋內加水適量，先用大火煮沸，再用小火煎成湯，內服。

◎功效：調治尿道結石。

4 薑艾茶（薑白茶）

◎材料：薑 18 克、紅糖 50 克（兩方中薑與紅糖量都不變）；艾葉 9 克、小茴香 9 克（或蔥白 6 根，胡椒粉 1 小勺）。

◎①將薑、艾葉和小茴香加水共煎沸後，加入紅糖調味，趁熱服。每日 2 次，連服一週。②或將薑、蔥白洗淨壓碎入鍋內，加水適量煮開，再加紅糖調味，去渣，加入一點胡椒粉趁熱服。每日 3 次，連服一週。

◎功效：適用於痛經女性。

5 黑芝麻豬腳湯

◎材料：黑芝麻 150 克、豬腳 500 克。

◎將黑芝麻研細末，豬腳洗淨切塊，入鍋，加水 1500CC，煮 40 分鐘，入鹽、調味即成。

◎功效：適用於產婦乳汁不足。

6 黑豆坤草飲

◎材料：黑豆 50 克、益母草 30 克、紅糖 30~50 克、黃酒適量。

◎將益母草洗淨，切成寸段，入電鍋加水 800CC，煎煮半小時以上，去掉渣滓。黑豆洗淨，倒入益母草湯，繼續煎煮至黑豆熟爛為止，調入紅糖、料酒即可。

◎功效：對月經不調、氣血不調等均有療效。

(THE NED)

國家圖書館出版品預行編目(CIP)資料

養生要從五臟六腑開始 / 李春深醫師編
著. -- 初版. -- 臺北市 : 華志文化, 2019.12
面； 公分. -- (醫學健康館 ; 23)
ISBN 978-986-98313-0-7(平裝)
1. 中醫 2. 養生 3. 中醫理論
413.21 108018232

華志文化事業有限公司
系列／醫學健康館23
書名／養生要從五臟六腑開始

編者 李春深醫師
執行編輯 簡煜哲
美術編輯 楊雅婷
封面設計 王志強
文字校對 陳欣欣
企劃執行 張淑美
總編輯 黃志中
社長 楊凱翔
出版者 華志文化事業有限公司
電子信箱 huachihbook@yahoo.com.tw
地址 116 台北市文山區興隆路四段九十六巷三弄六號四樓
電話 0937075060
印製排版 辰皓國際出版製作有限公司

總經銷商 旭昇圖書有限公司
地址 235 新北市中和區中山路二段三五二號二樓
電話 02-22451480
傳真 02-22451479
郵政劃撥 戶名：旭昇圖書有限公司（帳號：12935041）

出版日期 西元二〇一九年十二月初版第一刷
書號 C223

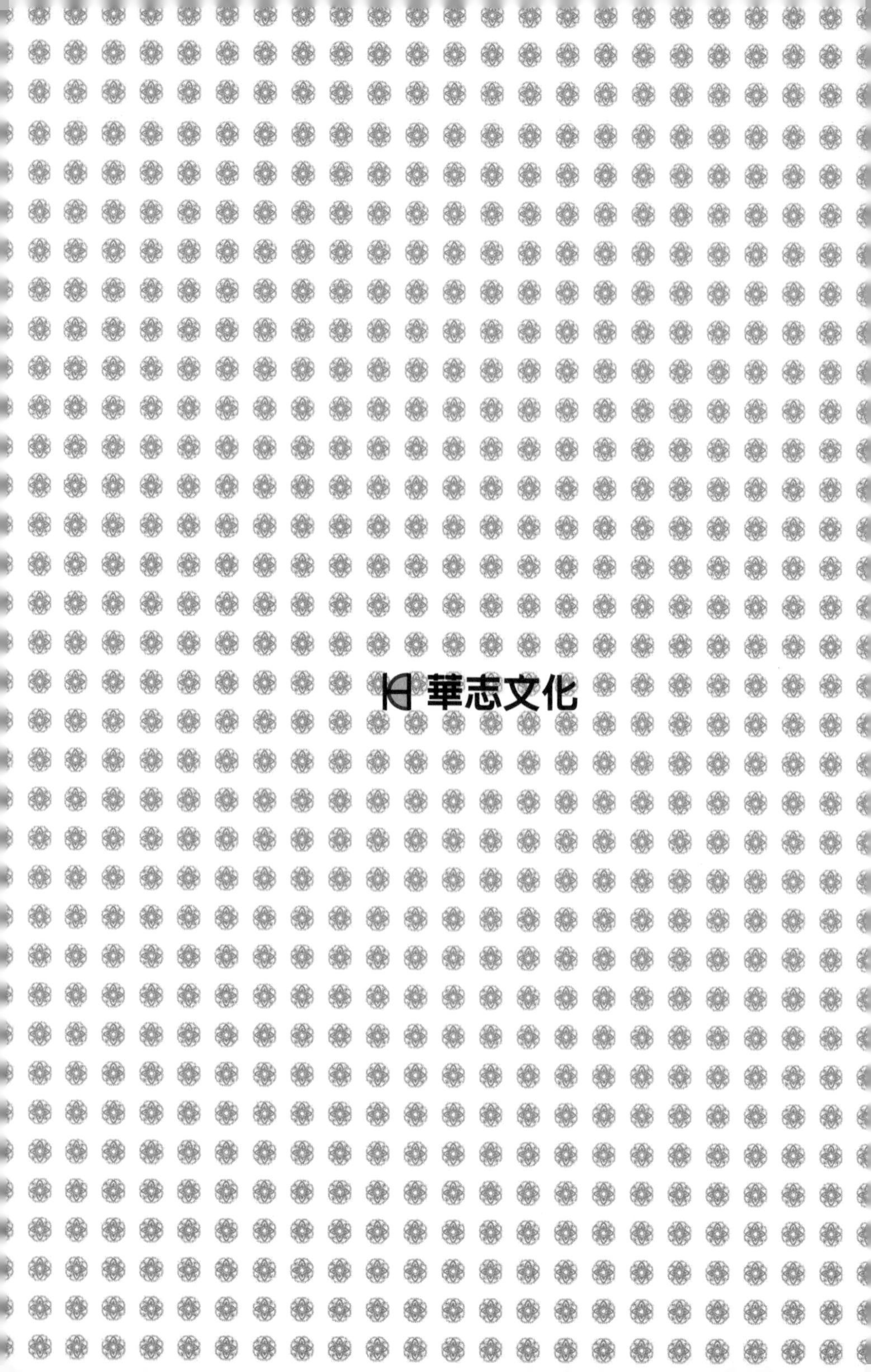
華志文化

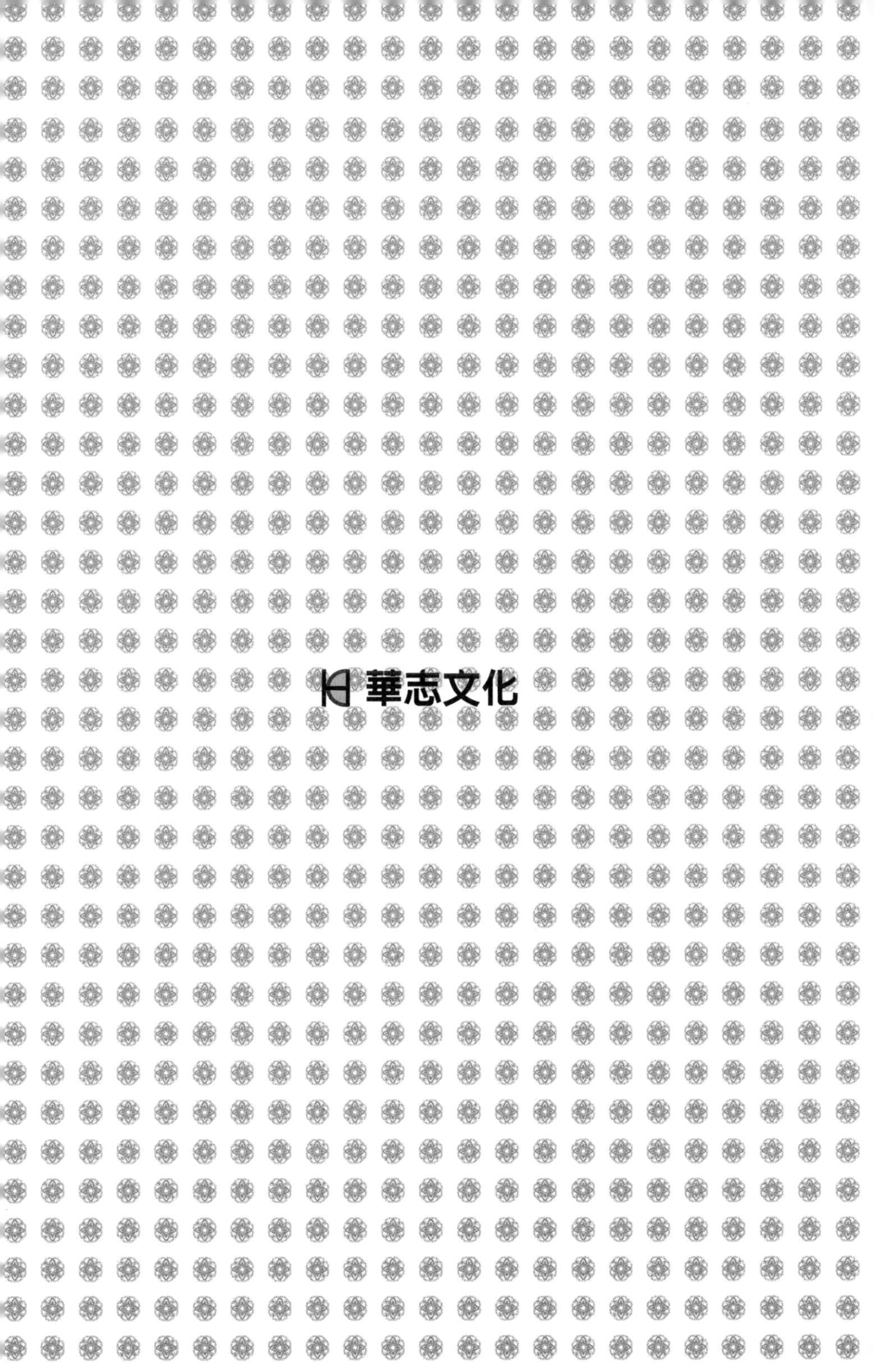
華志文化

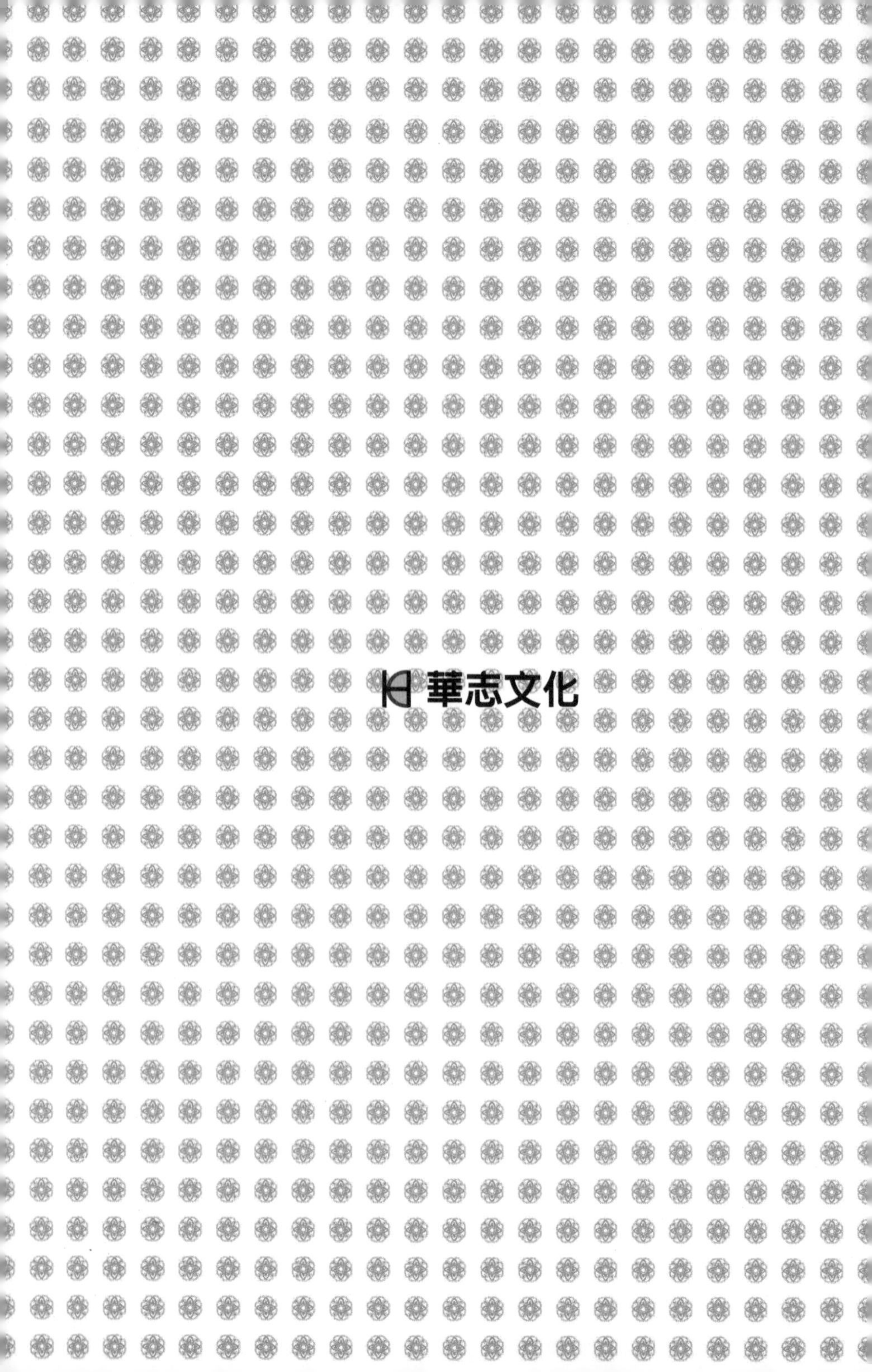
華志文化